これからのクスリとのつき合い方と薬の育て方

大分大学名誉教授
中野 重行

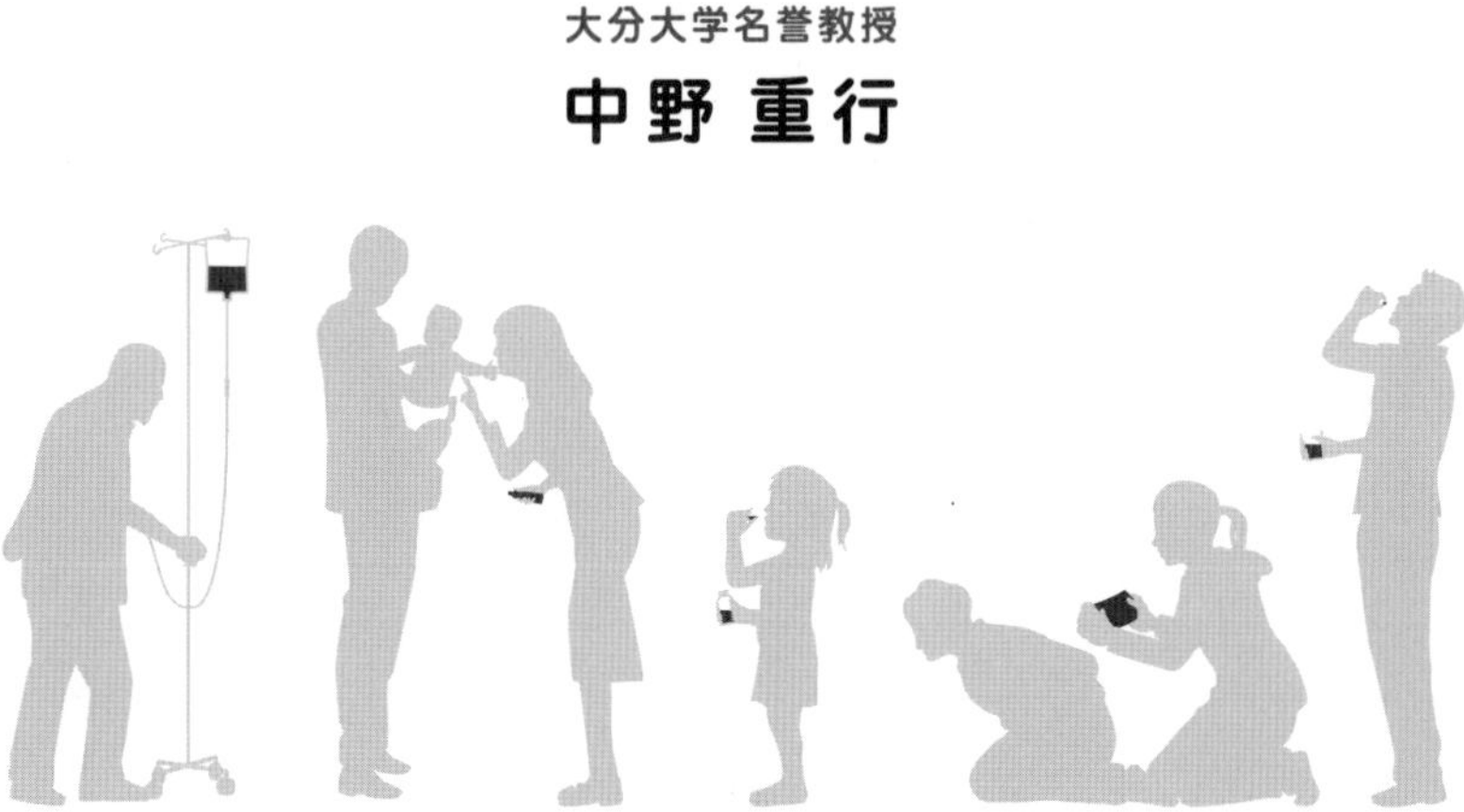

株式会社 メディカル・パブリケーションズ

designed & illustrated by abe manami

これからの
クスリとのつき合い方と
薬の育て方

目 次 CONTENTS

目次

プロローグ PROLOGUE

薬は使わなくてよければ、それに越したことはありません。健康に過ごせているということです。しかし、一生の間にまったく薬のお世話にならずに過ごせる人は、残念ながらまずいないのではないでしょうか。

中国の古典の中に、「孫子(そんし)の兵法(へいほう)」というのがあります。その中で私が最高だと思うものに、「戦わずして勝つ」というフレーズがあります。勝つための戦い方を書いた書物ですが、戦い方についていろいろと思いをめぐらす前に、戦うことなく勝つことができれば、それに勝るものはありません。「クスリとのつき合い方」を考える際にも同様のことがいえます。薬は使わなくてよければ、それに勝るものはないのです。薬とのつき合い方を語る際には、いつもこの言葉が頭に浮かんできます。

しかし、薬がどうしても必要なときには、そのお世話になってもよいと思います。必要なときに眼鏡を使ったり、杖を使ったりするのと一緒です。

では、実際に薬を使うとなった場合には、どのようにしたらよいのでしょうか。その際には、薬とのつき合い方に関する基本的な原則を知っておきたいものです。人と人の間に「つき合い方のマナー」があるように、人と薬の間にも「つき合い方のマナー」があるのです。人はやわらかな存在です。こちらが対応の仕方を間違ったとしても、相手が柔軟に対応してカバーしてくれるかもしれません。しかし、薬はハードな存在です。人のように融通が利かない化学物質です。もしも、こちらが対応の仕方を誤ったなら、その結果は直接的に表れてきます。つまり、薬の有害な面が出てしまうということになりかねないのです。

そこで、本書では、皆さんにぜひ知っておいていただきたい「クスリとのつき合い方」、つまり「薬とつき合う際のマナー」について、語ってみたいと思います。第1部「薬との上手なつき合い方Q&A」では、薬に関するよくある疑問を、Q&Aの形にして、基本的な原則をまとめてみました。

薬は多くの人たちが協力して創るものです（創薬）

薬はもともと身近にあったり、天から降ってきたわけではないので、どのような薬でも、誰かが、どこかで、いつか、作ったものです。このような薬を作るプロセスを「創薬（そうやく）のプロセス」といいます。第2部「薬が生まれるまでのプロセス～創薬の物語～」では、創薬のプロセスについてまとめました。

「創薬」という言葉は、一九八〇年頃から主として薬学の領域で使用されるようになった言葉です。私が主たる仕事をしてきた領域の医学会である日本臨床薬理学会で、当時千葉大学薬学部におられた故・北川晴雄教授が、「これからは創薬が重要だ」とよく言っておられました。その頃は、薬を合成して、動物での試験（これを「非臨床試験」といいます）を行い、人で試験を開始するまでの段階をまとめて、「創薬」と言っていました。しかし、一九九九年頃から、患者さんで病気の治療に有効でかつ安全であることが確認されて、厚生労働省から医薬品として承認され、薬となって皆さんの手元に届くまでの段階をまとめて、「創薬」というようになりました。

市販後（製造販売後）も薬はみんなで育てるものです（育薬）

人の病気の治療に有効で、かつ安全なことが確かめられて市販され、皆さんの手元に届くようになったあとも、実は薬はよりよい使い方を調べたり、人の健康の維持に長い目で見た際に本当に役立っているのかどうかを研究していく必要があるのです。このプロセスは、まさに薬を育てていくというイメージがふさわしい感じがすることから、「育薬（いくやく）」と名付けられています。第3部「薬の育て方 ～育薬の物語～」では、この育薬のプロセスについて記しました。

「育薬」という言葉は、市販後（製造販売後）の段階の臨床試験や調査研究を指すコンセプトとして、一九九九年二月に放映されたある全国版のテレビ番組で、私が初めて使った言葉だとされています。「大分（大学）の中野先生が言っておられる育薬」というように、「育薬」の枕詞（まくらことば）のように私の名前が付けられることが数年間続きましたが、いまではこのような枕詞もなしに「育薬」という言葉が一般に使われるようになりました。「育薬」という言葉が、広く普及した証（あかし）だと思います。

前述したように、市販後の諸活動は、「薬を育てる」というイメージに近いことから生まれた言葉ですが、「創薬」の「創」よりも「育薬」の「育」という文字に共感する人がわが国には多いためなのでしょうか、この「育薬」という言葉はあっという間に普及しました。わが国の文化に根ざした日本人のこころの底を流れている美意識がそうさせたのではないでしょうか。つまり、多くの日本人には、「創薬」の「創」よりも、「育薬」の「育」のほうが身近で自分の問題として感じられるのだろうと思います。

「創薬」と「育薬」という言葉は、かって中国から私のところに留学してきていた臨床薬理学者が、「中国にはない素敵な言葉なので、帰国したら中国で普及させたい」と熱く語っていましたので、中国から入ってきたものではありません。わが国で生まれた和製の言葉なのです。

なお、「創薬」も「育薬」も、「創」と「育」という日本語の漢字特有の奥行きのある文字を使っていますので、英訳には馴染みにくい言葉です。しかし、あえて英訳をする必要が生じた際には、「創薬（Souyaku）」は「Drug Discovery and Development（薬を発見し開発すること）」、「育薬（Ikuyaku）」は「Drug Fostering and Evolution（薬を育て進化させること）」と表現することにしています。

自然治癒力と薬

私は医学部卒業後、内科の研修を受けたのち、こころと体の密接に関連した病気を研究し治療する心身医学（心療内科）を専門にしています。しかし、治療では薬を使うことも多いので、薬理学領域で研究や教育活動をするようになってから、〝薬の専門家〟というレッテルを貼られるようになりました。したがって、薬に関するいろいろな仕事をしてきましたが、自分自身は本当に必要なとき以外はあまり薬を使わないほうです。

私は小学校の五年生からは、高等学校を卒業するまで皆勤でした。年に一回くらいは感冒で、熱を出して寝込むこともありましたが、なぜか熱が出るのは決まって土曜日でした。土曜日は多少無理をしてでも学校に行き、発熱して日曜日は一日中寝て、月曜日には何もなかったような顔をしてまた学校に行っていました。何度か同じようなことを繰り返しているうちに、解熱薬で熱を下げるよりも、熱はそのままにして一気に出したほうが、結局は治りが早いような気がしていました。これは体験により学んだことです。

人間には「自然治癒力」（または「自己治癒力」）――けがや病気を人体が自分の力だけ

で治すことのできる力——が備わっていますが、この自然治癒力には二つの機能があります。

一つは「自己再生機能」です。すり傷を作っても、その傷口はやがて新しい皮膚でふさがって元通りになるという力です。

もう一つは「自己防衛機能（免疫機能）」です。すり傷を作ると、そこから細菌など体に有害なものが入ってくることがありますが、細菌やウイルスなどの異物が体内に侵入するのを防ぐ力です。

発熱は、体内に侵入した細菌やウイルスとその人の免疫力が闘っていることの表れです。熱が出ると、体はだるく、筋肉や関節などに痛みが出たりして体力を消耗しますが、薬で熱を下げるということは、その闘いを中途半端なものに終わらせてしまう可能性があります。その人にとって耐えられる程度の熱であれば、熱を薬で下げるのではなく、細菌類としっかりと闘わせたほうがよいようです。これが、「自然治癒力」を配慮した治療の考え方です。

また、薬で熱を下げてしまうと、熱の出方によって正しい診断ができる病気の診断ができにくくなることがあります。どのような熱の出方をしているかは、病気の診断をする際に役立つのです。また、体の中の代謝をつかさどる酵素は、体温が高いほど（といっても三八～四〇度の間ですが）反応速度が増します。体内に入ってきた異物を処理する免疫機能も活性化します。

私どもの社会には、医療の中で働いているスタッフも、皆さん方も、症状は薬で抑えなければならないと思っている人が多いのが現状です。しかし、多くの症状は、一般に体が必要としているから出ていることが多いことを知っておいていただきたいと思います。

原因療法と対症療法

薬による治療法には、原因に直接作用して根本的に病気を治すことを目的とした「原因療法」と、病気の諸症状を改善することを目的とした「対症療法」があります。細菌を殺す効果のある薬（抗菌薬、抗生物質）を飲むことは原因療法になりますが、ウイルスが原因の感冒の場合、ウイルスを殺して原因を根本的に解決する療法はありません。それでも、とくに体力が弱っている人でなければ、免疫力によって感冒のような病気はやがて自然に治癒します。

感冒では、解熱薬や鎮痛薬、抗炎症薬（のどなどの痛みを抑える）、抗ヒスタミン薬（鼻水などのアレルギー症状を抑える）、鎮咳薬（咳の症状を抑える）などの薬が処方されることがありますが、これらは自然治癒までの間の症状を緩和するための対症療法としての薬なのです。

自然治癒力を高めると薬効も出やすい

健康を維持したり、病気を治すために何よりも大切なことは、日頃から自然治癒力を高める生活をすることです。筋肉でも日頃から使わなければ衰えていきますが、自然治癒力も同じです。栄養が偏っていたり、運動不足やストレスが慢性的に続くと、自然治癒力は当然のことながら低下してきます。自然治癒力が低下すると、感冒をはじめとするさまざまな病気にもかかりやすくなります。病気になった際にも治りにくくなります。

現在は、喫煙、肥満、運動不足、過労などといった好ましくない生活習慣に起因した病気（生活習慣病）が増えていますが、生活習慣病についても同様です。薬に頼る前に、食べすぎや飲酒、運動不足などのライフスタイルを見直すことが必要なのです。ライフスタイルの改善の上に乗っかってこそ、薬の効果は十分に発揮されるということを知っておいてください。できれば、生活習慣病に陥らないように日々のライフスタイルを改善すること、古くからいわれてきた日常生活の過ごし方の知恵（養生法）が大切なのです。よい生活習慣は、自律神経系、免疫系、内分泌系の働きを介して、自然治癒力（自己治癒力）を高めることがわかっています。

私は三年余り前（二〇一一年春）から、縁あって九州南端の指宿市にある「メディポリスがん粒子線治療研究センター」に、毎月一回お手伝いに行っております。わが国におけるこの領域の第一人者である菱川良夫センター長の下で、「がんの最先端治療」が進められています。私はがんの診療については素人なのですが、専門にしている心身医学（ストレス病やこころと体の密接に関連した病気やその治療を行う医学）の面から参画しています。この医療施設は、「こころ、からだ、いのち」という三つのキーワードを大切にした医療の実践を目指しています。風光明媚な環境に恵まれたがん治療施設で、統合医療を専門にされている元外科医の原田美佳子先生と一緒に「響き合いトークセッション」を毎月開催してきました。参加者は、粒子線治療のため指宿に滞在されているがん患者さんとその家族の方々が中心です。

「がんは究極の生活習慣病である」といわれるように、遺伝的な要因だけでなく、生活習慣が大きく関係しています。たとえば、食事（摂取カロリーと栄養素のバランス・できるだけ自然食に近づけた食事内容）、運動（体を動かすこと、歩くこと）、生活のリズムとバランス、生きがいを見出した生活、新しいことへの興味と創造、笑いやユーモアのある生活、感謝のある生活、などがあげられます。

がんに限らず、多くの病気の薬物による治療は、生活習慣の改善という養生法がしっかりとできたうえで、初めて十分な効果を発揮するものであることを忘れないようにしていただきたいと思います。

第1部

薬との上手なつき合い方
Q&A

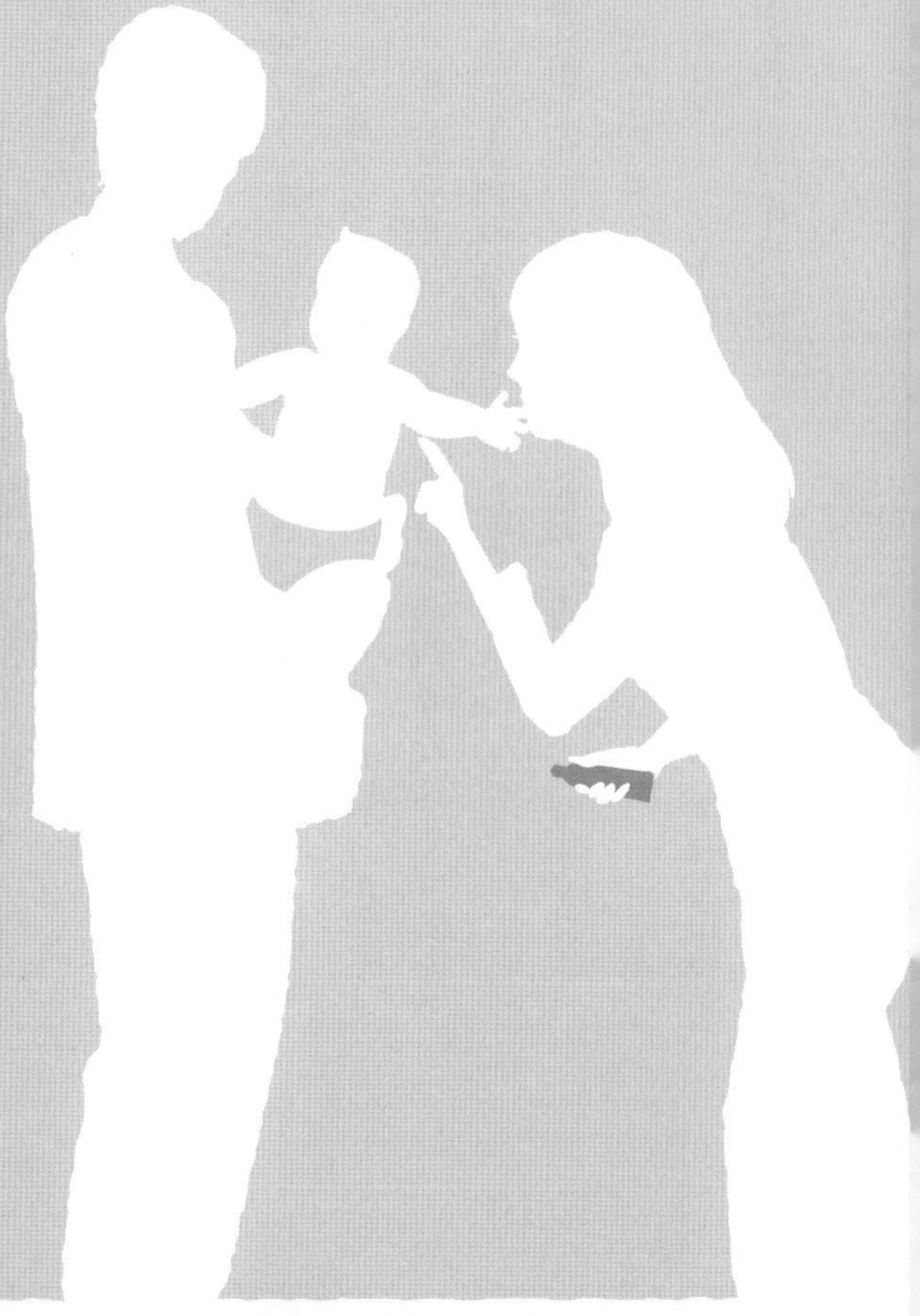

Q1 薬は水なしで飲んでもよいですか？

A

皆さんが使用する薬の多くは、口から水と一緒に飲んで内服する「内服薬」です。そこで、このような内服薬についての説明をします。単に〝飲みやすい〟という理由だけでなく、薬が消化管の中で溶けるのを助けて吸収されやすくするためにも、コップ一杯（一〇〇ml以上）の水かぬるま湯で服用しましょう。

また、水なしで飲むと、食道に引っかかって潰瘍を生じたり、胃腸が荒れやすくなったりしますので（図1）、必ず水かぬるま湯と一緒に飲むようにしましょう。

内服薬以外にも「舌下錠」があります。舌下錠は、舌の下に入れて急速に薬物を口腔粘膜から吸収させる錠剤です。狭心症の発作時に用いるニトログリセリン錠などがありま

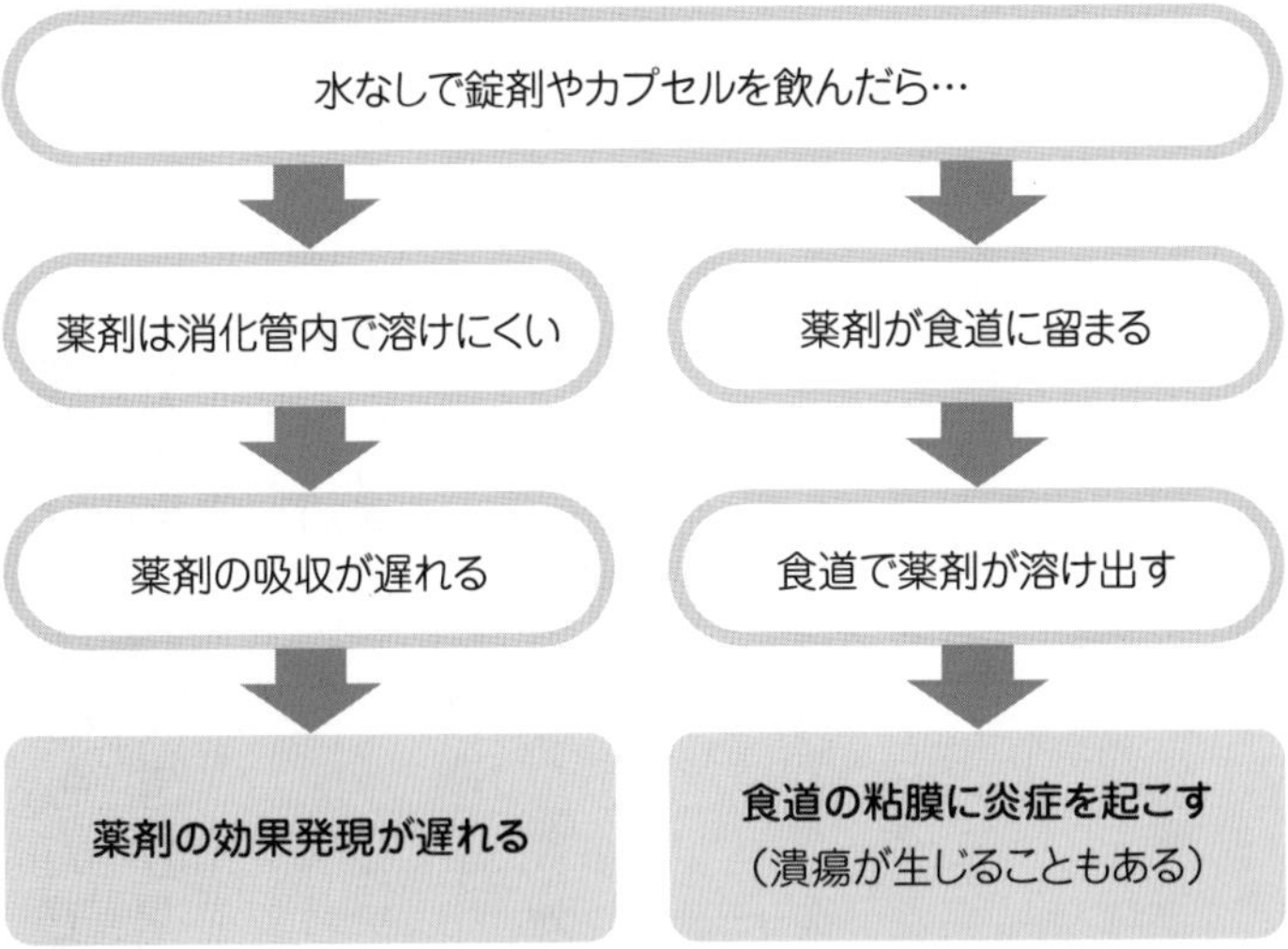

図1 水なしで薬を飲んだ際に起こり得ること

す。舌下粘膜からの吸収は速く、また肝臓で代謝されることなく全身血流に入って薬が作用する部位に到達するため、飲み込んでしまうと効果が出なくなりますので注意してください。

最近では「口腔内崩壊錠」もよく使われるようになりました。これは唾液や少量の水で溶けるように作られた錠剤です。うまく飲み込めないという嚥下障害のある方や小児、水分摂取を制限されている人でも容易に服用できます。水がなくても飲める薬として市販薬にも応用されており、「OD錠」（oral dispersing tablet の略）とも呼ばれています。

Q2 薬を水以外のもので飲んでもかまわないですか?

A すべての薬について、お茶やコーヒー、牛乳、ジュースなどで服用してはいけないというわけではありませんが、次のような場合などは特に避けなければなりません。したがって、薬によっては効果が減弱することがありますので、水かぬるま湯で飲むことを習慣にすることをお勧めします。

◆牛乳等の乳製品……ある種の抗菌薬(抗生物質)
〈理由〉牛乳中のカルシウムと結合し消化管からの吸収が低下します。

◆ジュース……「アルカリ性の薬」
〈理由〉ジュースが酸性なので分解してしまうことがあります。

◆アルコール……Q3で説明します。

ワンポイント講座

薬の吸収

服用した薬が効果を現すためには、薬が消化管から体の中へ吸収されなければなりません。錠剤やカプセル剤のような固形の薬は、消化管内でまずより小さな形に「崩壊」し、さらに「溶解」して溶液になったあと、初めて消化管の粘膜から「吸収」されます。一般に消化管内での薬の崩壊や溶解は、服用する水の量が多いほど、また、ぬるま湯のように体温くらいに温度が高くなるほど、冷たい水よりは速やかに行われます。したがって、薬の作用も出やすいのです。

Q3 薬の作用にお酒は影響しますか？

A

古くから〝聖なる水〟として神に捧げられたり、〝百薬の長〟として愛飲されているお酒。感冒を患ったら「卵酒」という方も多いのではないでしょうか？

お酒も多くの薬も肝臓で分解（代謝という）され、体の外へ排出されます（図1）。

このことからもわかるように、お酒と薬を一緒に飲むと肝臓に必要以上に負担をかけることになります。

その結果、いつもより薬の効きが強くなったり、逆に弱くなったり、また、副作用が現れたりする可能性があります。

お酒そのものに中枢神経を抑える作用があるため、向精神薬や鎮静薬などの中枢神経を抑えることによって効果を現す薬と一緒に飲むと、当然、このような薬の作用が強く現れることになります。感冒薬の中に入っている抗ヒスタミン薬でも、同様に眠気などが強く

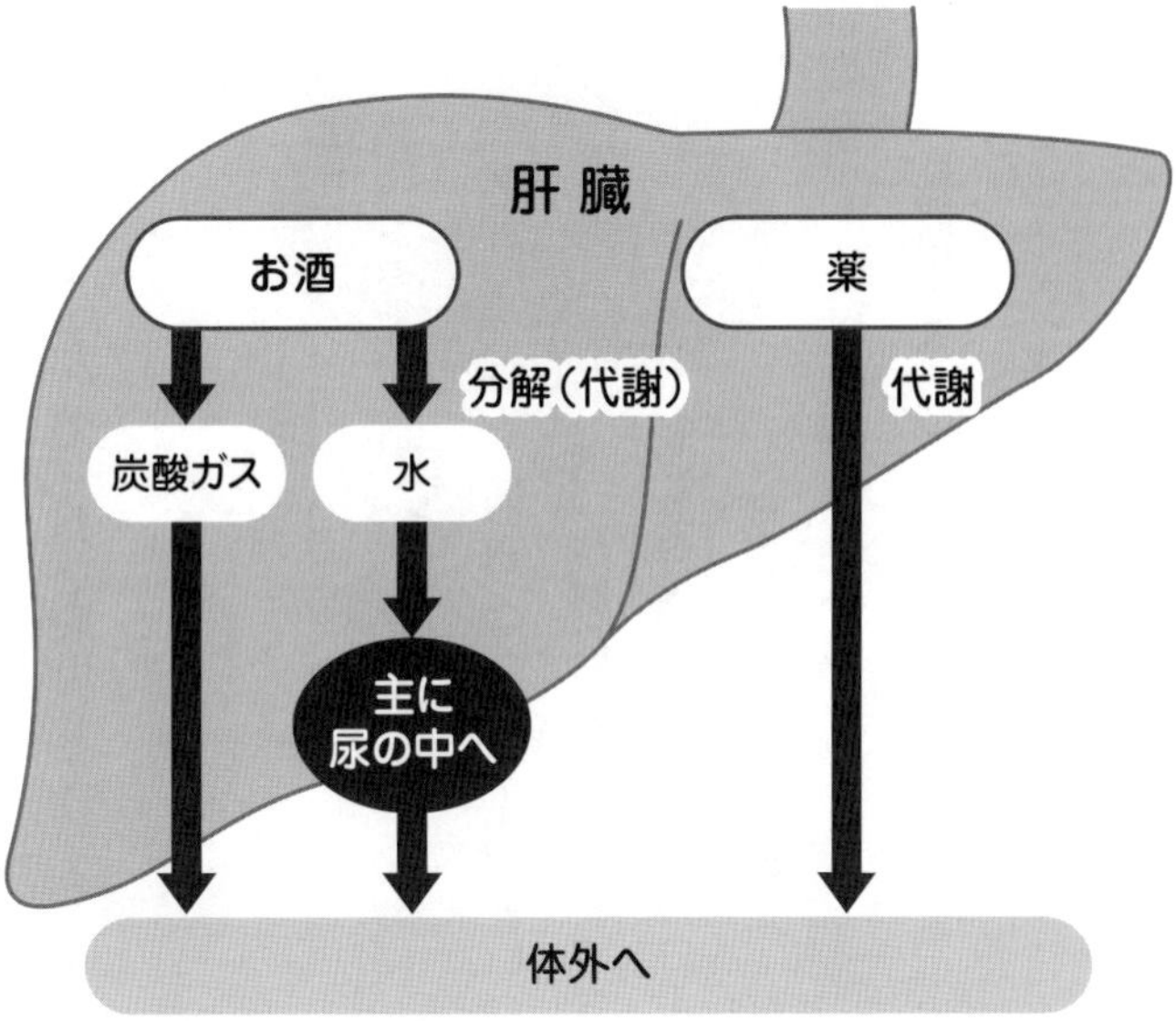

図1 肝臓の代謝能とお酒・薬

出ることがあります。

逆に、薬を服用していることで肝臓でのお酒の分解が遅れて、ほんの少しのお酒でもひどく酔った症状（顔が赤くなる、心臓がドキドキする、気持ちが悪くなる、など）が現れることもあります。

「薬と薬の相互作用」に比べると「薬とお酒の相互作用」は軽視されがちですが、お酒によって、

◆薬の効果が……強くなる
◆薬の効果が……弱くなる

◆予期しない副作用が現れる場合がありますので、薬を服用しているときは、お酒を飲むのを控えるようにしましょう。

ワンポイント講座

薬とアルコール

お酒（アルコール）というと、ビール、ウイスキー、ワイン、日本酒、焼酎などを連想しますが、市販されている〝ドリンク剤〟や〝清涼飲料水〟などにもアルコールが含まれているものがあります。

微量とはいえ、一概に「薬との相互作用」がないとはいえませんので、十分に注意が必要です（Q7参照）。

疑問に思うことがあったら、医師や薬剤師にまず相談しましょう。

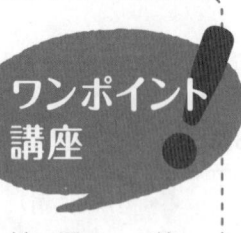

Q4 薬によって服用時間が違うのはなぜですか？

A

薬の服用時間は一般的に、食事時間を中心に「食前」「食後」「食間」の三パターンに分けられます。また、「いつ服用するか？」ということは、その薬の性質や目的によって、次の三つの点を考慮して決められています。

◆薬の効果が発現するタイミング
◆薬の消化管からの吸収の速さや吸収量
◆薬の胃粘膜への刺激の強さ

具体的に、それぞれの特徴をあげてみましょう（**表1**）。

「食間服用」を、食事をしながらご飯と一緒に服用するものだと思っている方がおられますが、これは間違いです。

薬を服用する時間によって効きすぎたり、逆に効かなかったりする場合や、胃の粘膜への刺激が強すぎたりする場合がありますので、服用時間はきちんと守りましょう。

	時間	薬の種類	この時間に服用すると…
食前	食事の約30分前	・消化薬、制吐薬 ・一部の糖尿病の薬	・食事中や食事直後に薬が効くようになる
		・空腹時の方が吸収の良い薬	
食後	食後約30分以内	・多くの薬 ・一部の解熱鎮痛薬 ・鉄剤など胃粘膜への刺激の強い薬	・胃粘膜への刺激が少なくなる ・飲み忘れが少ない
		・胃の中に食物がある時の方が吸収の良い薬	
食間	食事の約2時間後（空腹時） 食事と食事の間（食間）	・空腹時の胃粘膜を保護する薬 ・虫くだし	
その他	朝または昼	・ある種の高血圧治療薬（利尿薬）	夜服用するとトイレが近くなるのでそれを避ける
	寝る前	・鎮静薬　・催眠薬 ・便秘薬　・喘息の薬	就寝時、就寝中または明け方に効果を現わす（喘息の場合、夜間の発作を防ぐ）
		・副作用として眠気や口渇のあるもの	副作用の苦痛が少なくて済む
	4～6時間毎	・ある種の抗菌薬（抗生物質）など	感染した細菌に対する十分な効果を示すのに必要な血液中の薬物濃度を保つ
頓服	症状が出たとき	・痛み止め ・咳止め	1回の服用で症状を軽減、または消失させる

表1 薬の服用の仕方（時間）と薬の種類

夜間活動型の生活を習慣的にしている方へ

朝、昼、夕、就寝前といった時間は、一般に昼間活動して夜休息をとる生活のパターン（昼間活動型の生活）の人を対象にした服用時間ですので、一日の中での時間をその分だけずらして考える必要があります。

Q5 薬の量は二倍飲めば二倍効きますか？

A

「薬の量」と「その働きの強さ」には一定の関係があります。この関係を「用量－反応関係」と呼んでいます。

図1のように、この関係は単なる比例関係ではありません。ですから、

①薬を二倍飲めば、二倍効くというものではありません。

②副作用のことを考えて適当な量を決めなければいけません。

いろいろある薬の種類によって、用量－反応関係は変わってきます。

③用量－反応関係を正確に知るために…薬を開発する段階から繰り返し研究し、実際に使われ始めてからもデータを集積しています。

④同じ薬がいろいろな病気に使われるときも、薬の量は病気によって変わってきます。

⑤服用する患者によっても変わります（たとえば、小児や高齢者など）。

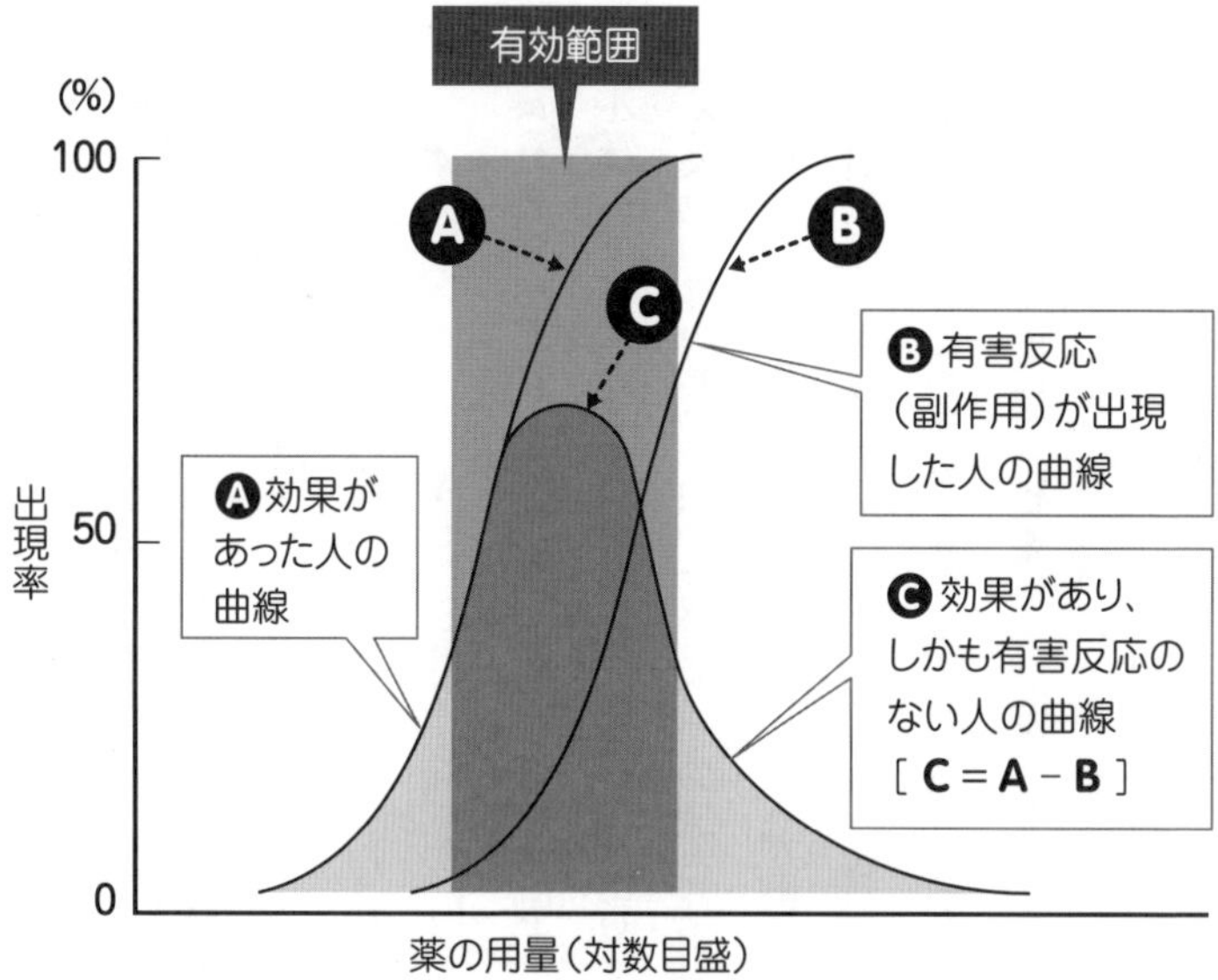

図1 薬の用量と有害反応（副作用）の出現率の関係：
効果があり、しかも有害反応のない人の出現率は、山なりの曲線になる

薬の量は、病気の程度や経過・時期など、いろいろな条件を考えて医師が決めているのです。

ワンポイント講座

人により異なる薬の効果

いま、A君とB君が同量の薬を飲んだとしたら、薬は同じ効果を示すでしょうか?

答は「ノー」です。なぜでしょう?

A君とB君では、主として「血中薬物濃度に差がある」ことが考えられるからです(血中薬物濃度=服用後吸収され血液中に存在する薬の濃度)。また、生体の薬物に対する感受性にも個人差があります。薬の吸収の速さやその量、代謝(薬を薬効のないものに変えること)の速さなどが人によって違うことから、血中薬物濃度に差が出てきます。ですから、二人が同量飲んでも必ずしも同じ効果は示しません。

最近は一人ひとりの血中薬物濃度を測定し、それを参考にしながら薬の量(用量)を決めることもあります。特に、気管支喘息や心不全の治療薬などを投与するときには、定期的に血中薬物濃度を測定することにより、薬用量を調整することがあります。

Q6 薬によって一日一回、二回、三回など、服用回数が違うのはなぜですか？

A

薬は消化管から吸収されて血液の中に入り、血液によって体のいろいろな部分へ運ばれます。

一部は作用する場所に到達して薬の効果を現します。また一部は肝臓などを通るとき、代謝を受けて効果のないものに変化し、一部は腎臓から尿中へ排泄され、徐々に体の中から減っていきます。

薬の効果が現れるためには？

作用する場所に、必要な濃度の薬が到達しなければなりません。そのためには、血液の中の薬が一定濃度以上あることが必要です。

血中薬物濃度は高いほうがいいの？

そんなことはありません。濃度が上がりすぎると、薬によっては必要以上に作用が強くなったり、副作用が強く出たりします。そこで、一般に薬の良好な効果を維持するためには、血中薬物濃度を「最小有効血中濃度」以上に保ち、かつ上がりすぎないように、薬を服用する必要があります。

血中薬物濃度の下がる速さは、薬・人・病気によって違います。

血中薬物濃度の下がる速さが遅い薬では、一日一回の服用で良好な濃度を維持することができます（図1）が、速い薬ほど必要な濃度を保つために、一日に何回も服用しなければなりません（図2）。

このため、薬によって一日一回、二回、三回と服用回数が違ってきます。

また、病気の種類や人によって血中薬物濃度の下がる速さが異なるため、同じ薬を処方されている人の間でも服用回数が違うことがあります。

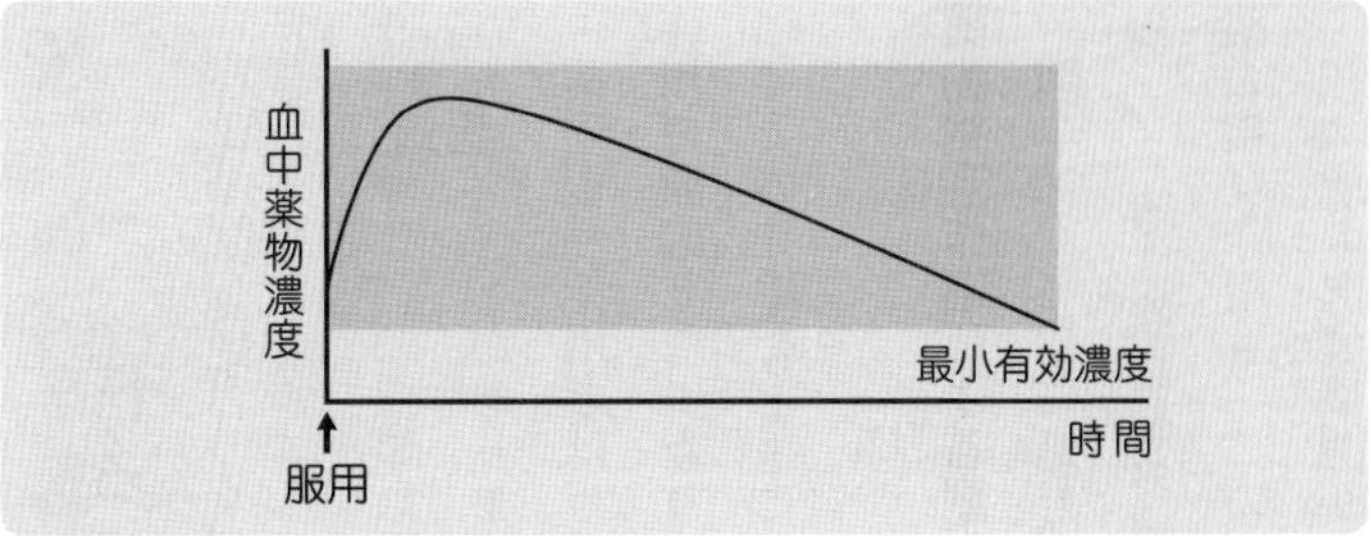

図1 濃度が下がる速さの遅い薬

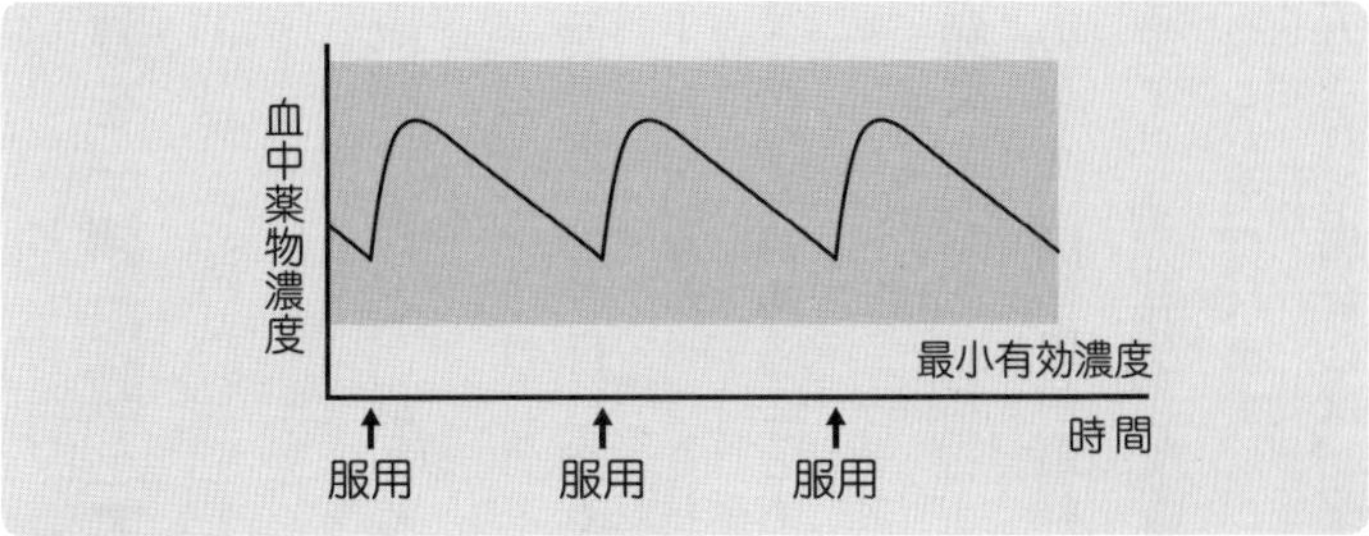

図2 濃度が下がる速さの速い薬

薬を安全でより効果を発揮させるために

医師は薬の種類と患者さんの状態に合うように、適当な服用回数を考えながら処方しています。指示された通り、薬の説明書に書かれている通りに、間違えずに服用するようにしてください。

Q7 いろいろな薬を一緒に飲んでもよいですか？

A 二種類以上の薬を同時に飲むと、薬と薬の間で「薬物相互作用」が起こることがあります。

薬物相互作用とは、ある薬が他の薬の効き目を強めたり、逆に弱めたりすることで、副作用の原因となったり、効果が十分に出なかったりします。また、薬の組み合せによっては、この作用を上手に利用すると薬効を高めることもできます。

薬物相互作用による副作用発現頻度

図1は、一緒に処方された薬の数と、副作用が現れる割合を表したものです。この図から、「一緒に飲む薬の種類が増えると、副作用の現れる割合が増える」ことがわかります。

薬の相互作用も、この原因の一つと考えられます。

一ヵ所の医療機関から薬を処方された場合には、薬物相互作用による悪い影響が出ない

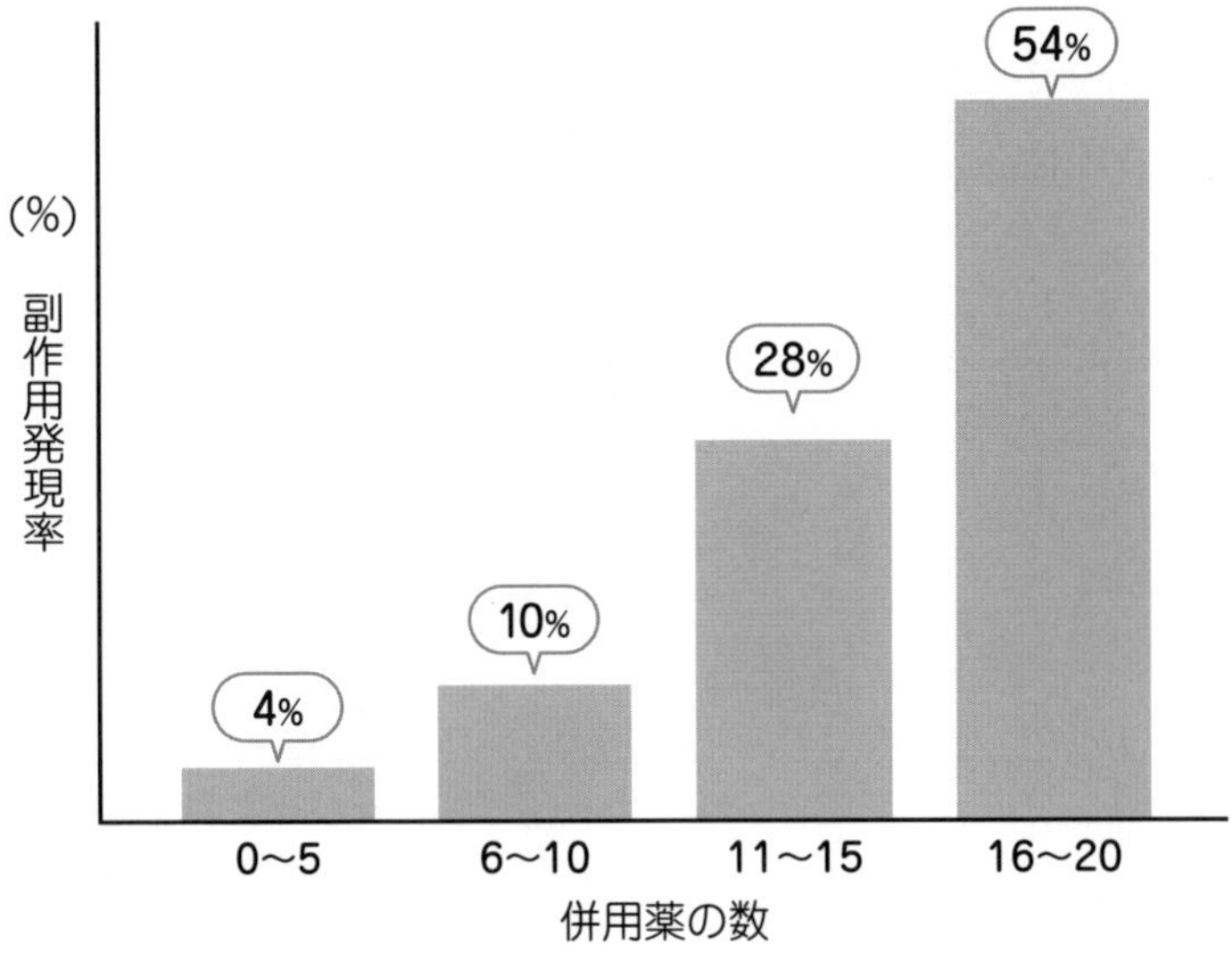

図1 併用薬の数と副作用の発現率の関係（Mayら，1977）

ように配慮されていますが、他の医療機関からも同時に薬を処方されている場合や、自分だけの判断で他の薬を同時に飲む場合には、思わぬ薬物相互作用を起こす可能性があります。

薬の相互作用は次のようにして生じます。

(1) 薬と薬が互いに結合する

薬同士が結合することによって腸から吸収されにくくなり、薬の効き目が出ないことがあります。

(2)薬が胃や腸の運動を変える

胃や腸の運動を変える薬を飲むと、薬が吸収されにくくなったり、吸収が遅れて効き目が弱くなることがあります。また逆に、効き目が強くなることもあります。

(3)ある薬が、他の薬の効き方を邪魔する

その原因として次のようなことがあります。

①ある薬が他の薬の分解を速めて、効き目が弱くなる。
②ある薬が他の薬を体の外に速く出すことにより、効き方が短くなる。
③体の中の薬の作用する場所に結合するときに、薬と薬が競合し、お互いに邪魔し合って効き目が現れなくなる。

(4)ある薬が、他の薬の効き目を強める

その原因として次のようなことがあります

①ある薬が他の薬の分解を妨げて、普通より効き目が強く出る。
②ある薬が他の薬の体外への排泄を妨げることにより、普通よりも効き方が長くなる。

ワンポイント講座

薬を飲む場合の注意点

①他の医療機関にかかるときは必ず、いまどこの医療機関でどのような薬を処方されているかを、医師に話しましょう。

②自分勝手な判断で薬を組み合わせて飲むと、薬物相互作用による副作用が現れることがあるので注意しましょう。薬の相互作用による副作用を防ぐためには、できるだけ複数の医療機関にかからないようにして、医療機関の薬と薬局で買った市販薬（一般用医薬品）を一緒に飲んだりしないようにするなどの注意が必要です。

Q8 薬と飲食物の相互作用はありますか？

A 薬と飲食物の相互作用は、「薬と薬の飲み合わせ」（Q7参照）の場合と同様に、飲食物中の成分が薬と相互作用を起こし、薬の効果の現れ方や、強さに影響する場合があります。

薬が消化管から吸収されるときに影響するもの

薬が飲食物の成分と結合して、消化管からの吸収が遅れたり、吸収量が低下したりすることがあります。逆に、組み合わせによっては吸収が速められたり、吸収量が増したりすることもあります。

例　牛乳とテトラサイクリン系抗菌薬（抗生物質）

牛乳中のカルシウムがテトラサイクリン系抗菌薬と結合して、吸収されにくい形となります（図1）。薬を牛乳で飲んだり、ミルクに溶かして飲むのは避けましょう。

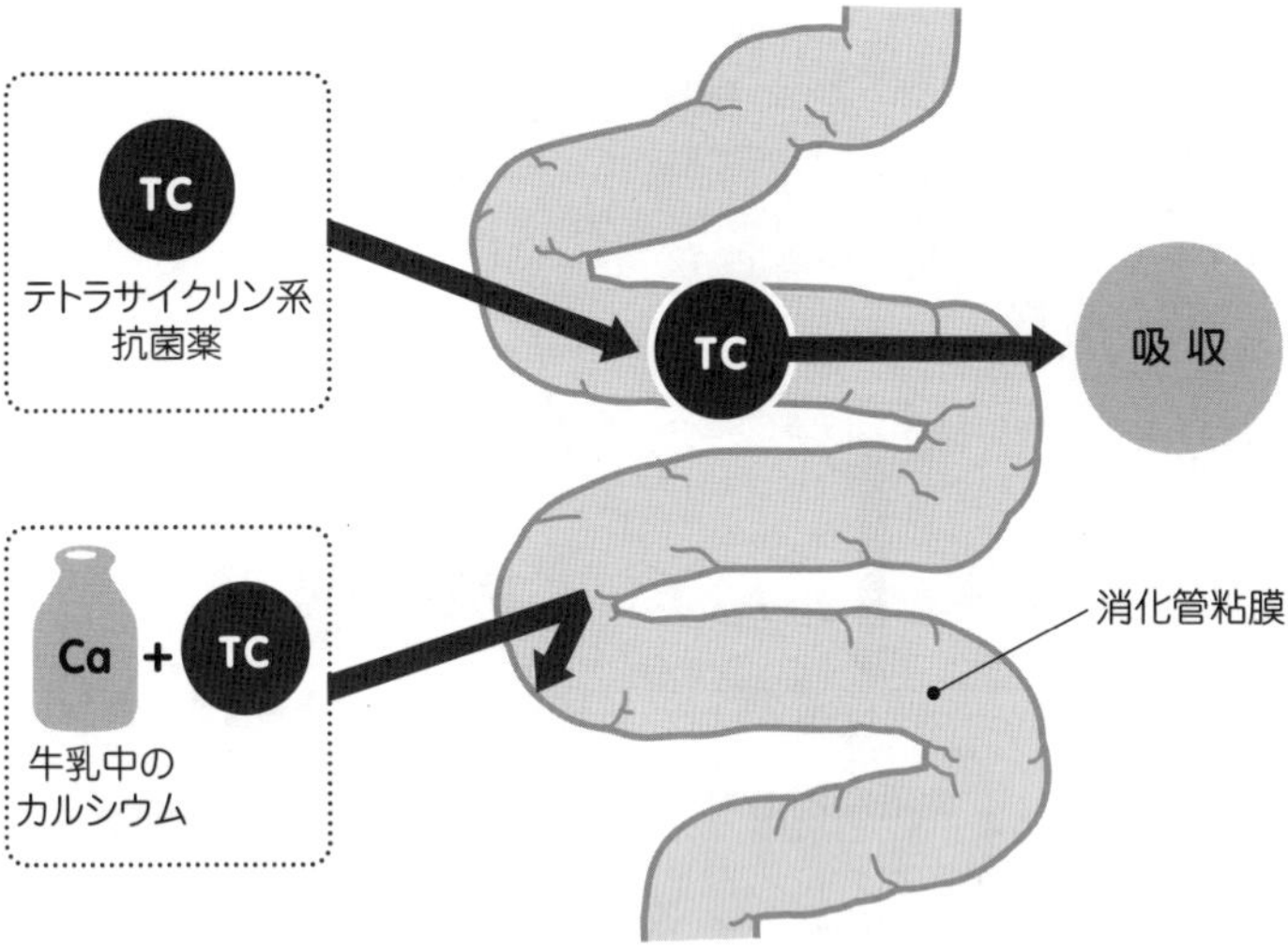

図1 牛乳とテトラサイクリン系抗菌薬の相互作用

薬の代謝に影響するもの

食物によっては、薬を代謝（分解）する酵素の活性が変化して、薬の効果が強く現れたり、弱くなったりすることがあります。また、効果の持続する時間が変化することもあります。

例 グレープフルーツジュースと降圧薬（カルシウム拮抗薬）

グレープフルーツの成分が肝臓の代謝酵素の働きを弱めるため、カルシウム拮抗薬が代謝されにくくなり、血圧が下がりすぎることがあります。

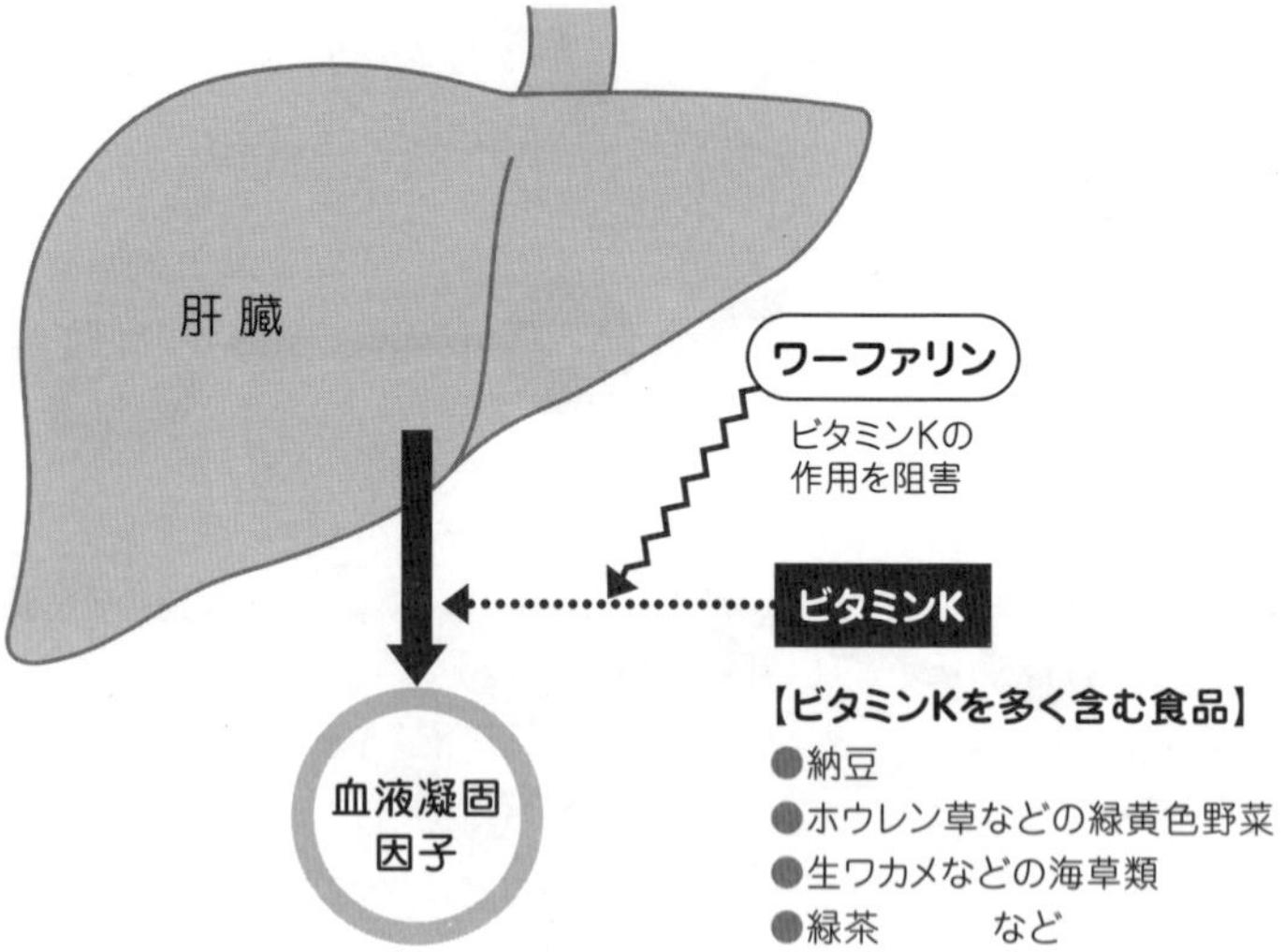

図2 納豆とワーファリンの相互作用

薬の作用に影響するもの

例 納豆とワーファリン

血液を固まらせる因子（血液凝固因子）が肝臓で作られるときに、ビタミンKが必要です。ワーファリンはビタミンKの作用を阻害し、血液を固まりにくくする薬です。

ワーファリンで治療中の患者さんが、納豆などビタミンKに富んだ食品を多く食べると、血液が凝固する機能が変化して危険です（図2）。

薬と飲食物の相互作用について、明らかにされているものは多くありません。すべての飲食物について心配する必要はありませんが、医師か薬剤師に指導を受けたものについては注意しましょう。

ワンポイント講座

お茶と鉄剤

お茶と鉄剤は、薬と飲食物の相互作用として、まず一番にあげられる組み合わせです。

お茶の成分であるタンニンと鉄が結合して溶けにくい形となり、鉄の吸収が低下することが知られています。ところが近年、鉄剤の効果には影響しないという報告もありますので、お茶を飲んでしまったからといって、薬を飲まないといったことのないようにしましょう。

Q9 薬の形にはどんなものがありますか？その使用方法は？

A

現在、臨床でよく使用されている薬の形（剤形）には、大きく分けて以下のようなものがあります。

- 散剤
- 錠剤：内用錠、バッカル錠、舌下錠、外用錠、トローチなど
- カプセル剤
- シロップ剤（液体）、ドライシロップ剤（固体）
- 軟膏剤
- ローション剤
- 坐剤
- 点眼剤
- 貼付剤

剤 形	使用方法
トローチ	口の中に入れて、噛み砕かずになめる
バッカル	錠剤を歯と頬の間に入れて、ゆっくり溶かす
舌下錠	飲み込まないで、舌の下に入れてゆっくり溶かす
膣錠・膣坐剤	外陰部を清潔にした後、しゃがんで、人差し指の頭に薬をのせて、膣のできるだけ奥に入れる
坐 剤	先のとがった方から肛門の奥に入れて、4～5秒押さえる

表1 使用方法についてとくに注意が必要な主な剤形

・注射剤

使用方法について注意が必要な剤形は**表1**のようなものです。これらの薬は飲み込んではいけません。

＊錠剤は噛み砕いて飲んではいけません。

＊薬をお酒で飲んではいけません。

＊カプセルは開けて飲んではいけません。

ワンポイント講座

内服薬の飲み方の注意点

①通常の錠剤やカプセル錠は、噛み砕いたりカプセルを外さないで飲みます。服用しにくいため、または習慣として、錠剤を噛み砕いたり、カプセルを外して服用する人がいますが、薬によっては吸収を調節したり、胃粘膜を保護するためにいろいろ工夫されていますので、特別な指示がない限り、勝手に噛み砕いたりカプセルを外したりしないでください。

②錠剤やカプセル剤を飲み込めない人（高齢者、小児など）は、壊して飲んでいいかどうかを医師や薬剤師に相談しましょう。

③薬を水なしで飲む人がいますが、薬を有効に活用するためには、水かぬるま湯で飲むようにしましょう（Q1参照）。

④最近、いろいろな剤形の薬が使用されています。使用法についての疑問があれば、遠慮なく医師や薬剤師に尋ねましょう。

Q10 徐放性製剤とはどんな薬ですか？

A

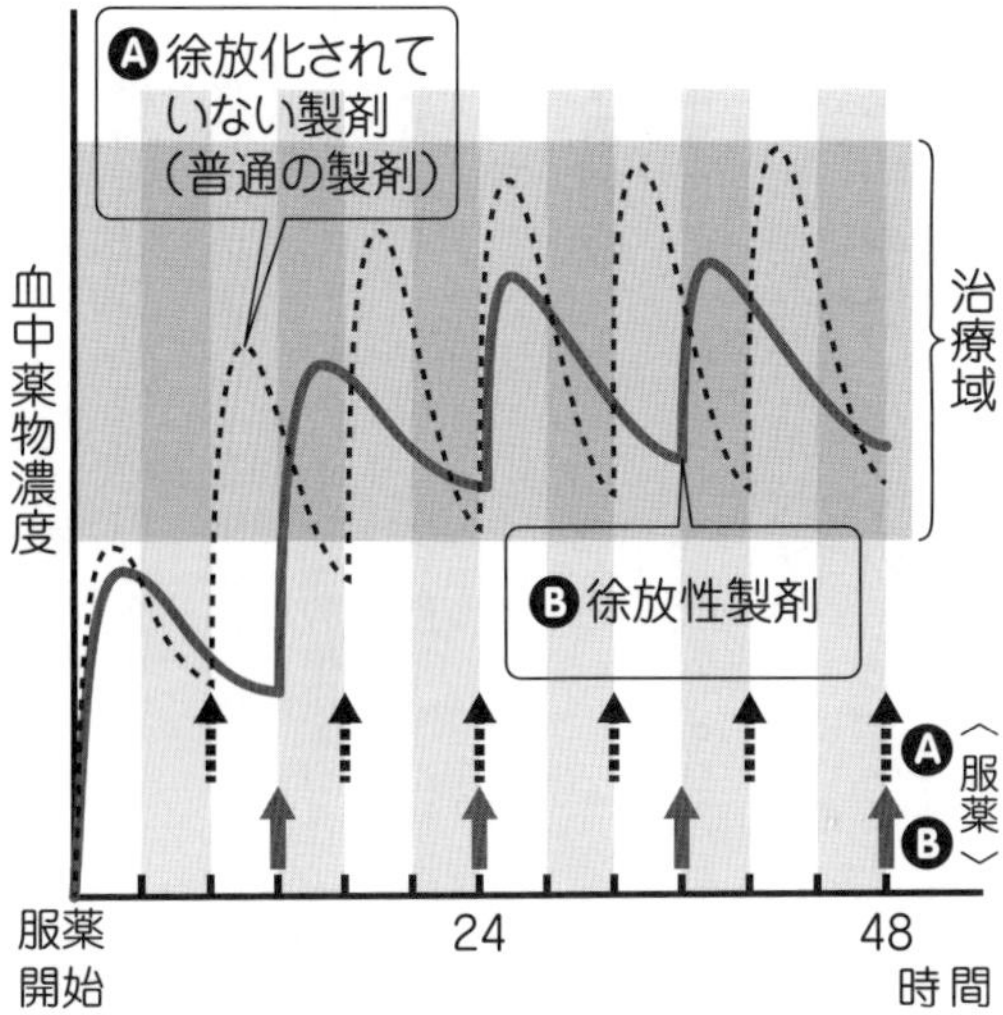

図1 普通の製剤と徐放性製剤投与時の血中薬物濃度の推移

治療に必要な量の薬物が、長時間にわたり徐々に放出されるように設計された製剤です。

薬を内服した場合、血液中の薬物濃度は一般に**図1**のように推移します。図の中で「治療域」（グレーの領域）とは、薬の有効で安全な濃度の範囲を意味します。疾患にもよりますが、薬による治療の効果を上げるためには、血中薬物濃度を治療域に長時間にわたり、維持させる必要があります。

図のⒶ（点線）の場合、血中薬物濃度を治療域に維持させるためには、一日三回の服用が必要になります。この薬を徐放化すると（Ⓑ実線）、一日二回の服用で血中濃度の維持が可能になります。一日一回の服用で治療域を維持できる薬もあります。

薬を徐放化する利点

薬を徐放化することによって、次のような利点が期待できます。

- 血中薬物濃度を治療域に維持することにより、治療効果が増大する。
- 急激な血中薬物濃度の上昇を防ぐことにより、副作用が防止される。
- 服薬回数の減少に伴い、飲み忘れが防止される。

徐放性製剤の種類

徐放性製剤には経口剤（錠剤、カプセル、顆粒など）のほかに、注射剤や外用剤（塗り薬など）もあります。

Q11 薬をうっかり飲み忘れたときはどうしたらよいでしょうか?

A 飲み忘れても、絶対に二回分を一緒に飲んではいけません。

大部分の薬では、一回や二回程度の飲み忘れは、それほど問題にはなりませんが、一日三回服用する薬については、基本的には次のようにしてください。

飲み忘れに気付いたときが、

①服用時刻を少し過ぎている場合……飲み忘れ分を直ちに服用してください。

②次の服用時刻に近い場合……飲み忘れ分を直ちに服用し、次回の服用分を服用間隔が最低四～五時間になるように遅らせて服用してください。

③次の服用時刻をも過ぎている場合……飲み忘れ分は服用せずに、残りの薬を決められた通りに服用してください。

注：鎮痛薬や炎症を抑える薬は、胃粘膜への刺激作用が強いため、空腹時に飲むと胃を

痛めることがあります。このような薬を飲み忘れた際には、何か軽く食べてから飲むようにすることをお勧めします。

薬の飲み忘れをしないために……

①薬を飲んだときに、カレンダーなどにチェックする習慣をつける。
たとえば……薬の袋の裏側に「日付」「曜日」を記入し、朝・昼・夕に服用した後に○印を付けて確認する。

②誰か別の人にチェックしてもらう。

③服薬用の箱を作って、一日分の薬を前夜または当日朝入れておく。

④昼の飲み忘れを防ぐために、昼の薬をポケットに常に入れておいたり、仕事机の上など目立つ場所に置いておく。昼の飲み忘れが統計的に最も多い。

⑤自分の生活習慣をよく把握し、処方する医師と相談する。仕事の都合などで指示通りに服用できない場合は医師に相談する。

⑥なぜ、その薬を飲む必要があるのか十分に理解しておく。

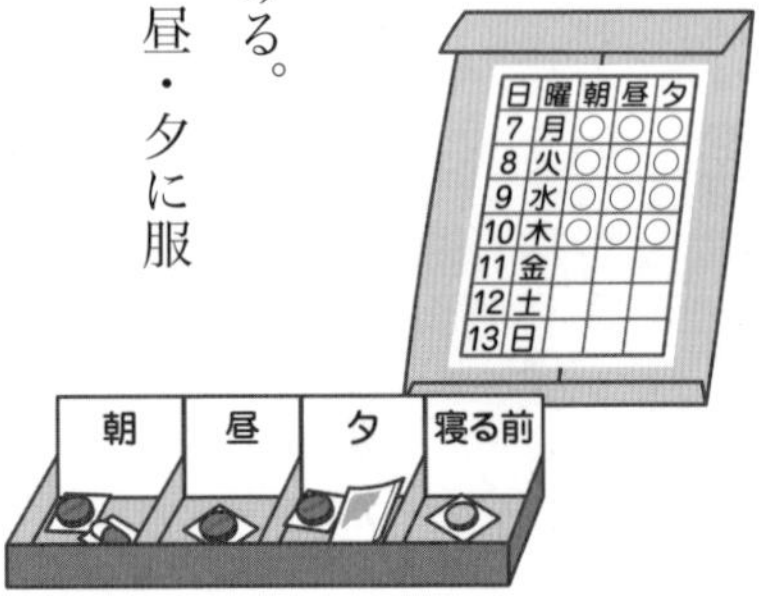

Q12 薬は体の中に入ってからどうなるのですか？どんどん溜まってしまわないのですか？

A

飲み薬を飲んだ場合、薬は次のような経路をたどります。

①口から入った薬が溶けて溶液となった後、消化管から吸収される。中でも小腸内で最も吸収されやすい。

②薬が体の中に分布して、作用部位に到達して効果を現す。血液や体液の中に取り込まれた薬は、体の中のいろいろな部位に運ばれ、作用を現す。薬の性質によって、体内での分布が異なる。

③体外に排泄される。役目を果たした薬はそのままの形、あるいは一部変化を受けて（代謝）、体の外に出される（排泄）。排泄経路は薬の種類によって異なる。ほとんどの薬は、尿中と糞便中に排泄される。中には母乳中に出る薬もあるので、授乳婦は注意が必要。

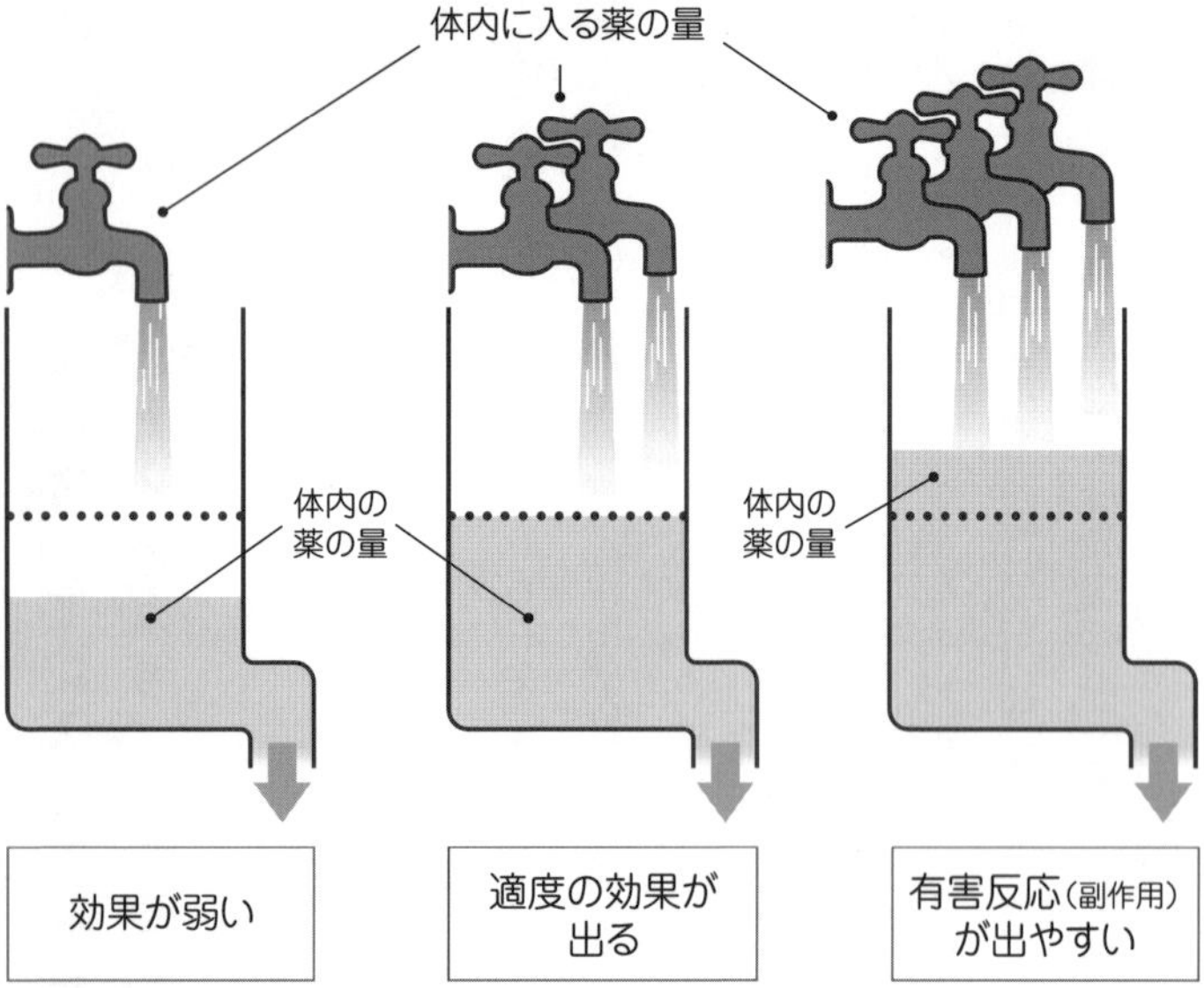

図1 体内に入る薬の量と効果・有害反応（副作用）の関係：排出されやすさが同じ場合

図1のように、薬は飲んでも、体外に常に排出されているので、臨床で使われている薬の量では、体内の薬の量が増えるか減るかはあっても、どんどん溜まっていくことはありません。

医師は、それぞれの患者さんに適した水位（体内の薬の量）を得るために、各人の排水溝の大きさに合わせて水の量（服用量）を調節しています。

Q13 薬によって尿や便の色が変わることがありますか？

A 薬によって、尿や便の色が変わることがあります。また、その色も薬によって、さまざまです。尿や便の色に影響を与えることが報告されている薬の一部は**表1**、**表2**の通りです。

尿の場合には、尿のＰＨの変化や尿の放置（蓄尿など）によっても、色の変化を生じることがあります。

色調の変化だけでなく、場合によっては、薬の一部がそのまま便中に排泄されることもあります。

徐放性製剤（**Q10**参照）の中には、主成分をゆっくりと放出させるために使われている物質が、そのまま便中に排泄される仕組みを取り入れているものもあります。

薬の種類	製剤名	尿の色	備考
抗パーキンソン病薬	レボドパ製剤	黒色	汗・唾液も黒変することがある
精神神経用薬	フェノチアジン系薬剤	ピンク～褐色	
抗うつ薬	[トリプタノール]	青緑色	
便秘治療薬	緩下剤	橙(赤)色:尿がアルカリ性のとき 黄褐色:尿が酸性のとき	成分のセンナによる着色
鎮咳薬	[アスベリン]	赤みがかった色	
ビタミン薬	ビタミンB_2製剤	緑(黄)色	有効成分のリボフラビンの色による着色
糖尿病用薬	[キネダック]	赤色	
抗菌薬(抗生物質)	[セフゾン]	赤色	
	[カルベニン注射]	褐色(蓄尿したとき)	
	[チエナム注射]	赤褐色	

表1 尿の色に影響を与える薬　　[ ]内:商品名

薬の種類	製剤名	尿の色	備考
消化性潰瘍治療薬	銅クロロフィリンNa配合剤	濃緑色	配合成分による着色
止しゃ薬(下痢止め)	ビスマス製剤	黒色	ビスマスが黒色の硫化ビスマスになるため
便秘治療薬	緩下剤	黄色	成分のセンナ、大黄による着色
造血薬	鉄剤	黒色	鉄による着色
抗菌薬(抗生物質)	[セフゾン]	赤色	粉ミルク、経腸栄養剤など鉄添加製品との併用で着色

表2 便の色に影響を与える薬　　[ ]内:商品名

ワンポイント講座

尿や便の色の変化

尿や便の色が変わっても、心配する必要のない場合もありますが、尿や便に血液が含まれたときも色調が赤色～黒色になります。このような場合には、消化管からの出血が考えられます。「いつもと違うな？　おかしいな？」と思ったら、医師または薬剤師に相談するようにこころがけましょう。

尿や便は健康のバロメーターともいわれます。色などを日頃から注意して観察していると、自分の健康チェックの指標の一つになるでしょう。

Q14 塗り薬をつけるときに気をつけることは何ですか?

A

塗る前の注意

・患部と手をきれいにします。

・患部は前回に塗った軟膏をガーゼなどで優しく拭き取ります。

・油性の軟膏は植物油（サラダ油やオリーブ油など）で拭き取るときれいに取れます。

一回に塗る薬の量

薬を一度指につけて、できるだけ患部にのみ薄くのばします。たくさん塗る必要はありません。

塗るときの注意

強くこすると、刺激によってかえって症状が悪くなる可能性があります。軽く塗り込むだけで薬は皮膚によく吸収されます。

塗り薬のやめ方

医師に相談します。自分の判断だけでやめないようにしましょう。完全に治っていなくて再発したり、悪化することがあります。

ステロイド外用剤は怖い？

「ステロイドの外用剤は、副作用があるので使いたくない」という患者さんは少なくありません。本当に怖い薬なのでしょうか？

①主な作用

ステロイドには、炎症を抑えたり、血管を収縮させて湿疹や痒みを抑えたりする作用があります。湿疹、かぶれ、アトピー性皮膚炎、虫刺されなどに対して使用されます。

②作用の強さ

ステロイド外用剤の作用の強さは、「弱い」「中程度」「強い」「非常に強い」「最強」の五段階に分類されます。医師は、これらを症状に合わせて、また部位によって使い分けます。たとえば、顔には普通、弱いものか、中程度のものしか使いません。

③副作用

次のような局所的な副作用があります。このような副作用が心配されるのは、不必要に強いステロイド外用剤の使用が長期間にわたる場合に限られます。

・皮膚の表面にある血管の支持組織が弱り、血管が拡張するため、皮膚が赤くなったように見えます。
・皮膚が薄くなり、皮膚の下を通る血管が透けて見えるようになります。
・けがもしないのに打ち身のようなアザができます。
・感染（皮膚カンジダなど）に弱くなります。
・ニキビができやすくなります。

④ステロイド外用剤が怖がられている理由

強いステロイド外用剤を不適切に長期間使用すれば、副作用が出やすくなります。また、使用を突然中止した反動で、症状が悪化してしまうこともあります。これは副作用とは別のもので、「リバウンド現象」といわれます。

適切に使用されないために起こる副作用やリバウンド現象のイメージのみが先行して、

怖がられているのが現状です。

ステロイド外用剤は、薬を塗る部位・量・期間、どんなときに使用を中止するかなど、医師の指示をきちんと守って使用する限り、怖い薬ではありません。

Q15 町の薬局で買える薬と医療機関で処方される薬は、どう違うのですか？

A

一般用医薬品〔市販薬、ＯＴＣ（＊）〕は、患者さん自身が自分の判断で用いるという性質上、次のように有効性よりも安全性が重視されています。

・成分の含有量が少ない。
・薬理作用が緩和で、副作用の発生頻度や程度が高くない。
・使用方法がわかりやすく、誤用の危険性が少ない。
・一般用医薬品に比べると、医療機関で医師に処方してもらう医療用医薬品は単一成分のものが多い。

たとえば感冒薬、解熱薬、鎮咳薬（咳止め）、消炎鎮痛薬などは、一般的な感冒のときに、多くの患者さんに生じるさまざまな症状に有効な成分を、まんべんなく含んでいます。

一方、医療用医薬品は、医師が患者の症状に応じて、また、副作用も十分に考慮したうえで処方するので、当然、有効性が重視されています。また、個々の患者さんの感冒の症状（発熱、咳、鼻水、のどの痛みなど）に合わせて解熱薬や鎮咳剤（咳止め）などが処方されます。

用語解説

＊**OTC**　Over the counter の略。薬局・薬店などでカウンター越しに薬剤師から患者さんへ、薬を手渡す様子を表現しており、米国で生まれた言葉です。日本では、「大衆薬」「一般薬」とも呼ばれています。

ワンポイント講座

スイッチOTC

近年、自分の健康は自分で守る大切さが認識されてきたことなどを背景として、ヘルスケアへの関心が高まっています。こうした中で、医療用医薬品の有効成分の一部が一般用医薬品に転用（スイッチ）されるようになりました。

このような一般用医薬品は、「スイッチOTC」と呼ばれています。かぜ薬、水虫薬、解熱鎮痛薬、胃腸薬などスイッチOTCが増えつつあります。

一般用医薬品は効き目がマイルドだからといっても、医薬品には変わりありません。また、スイッチOTCのような一般用医薬品も数多くなってきました。医療機関を受診するときには、医師に現在服用している医薬品（医療用、一般用）を必ず話すようにこころがけるのも、上手な〝薬とのつき合い方〟の一つといえるでしょう（できれば服用している薬を持参したいものです）。

Q16 同じ薬だと説明されましたが、色も形も違います。大丈夫でしょうか？

A

薬の剤形は、薬の薬理作用や体内動態（生体内での薬物の動き）の特徴と、使用する際の便利さ・保存性などを考えて、いろいろな形のものが作られています（Q9参照）。

・内服薬（錠剤、カプセル、顆粒）
・外用薬（湿布、軟膏、坐薬）
・注射薬（アンプル、バイアル）

例 インドメタシン（解熱鎮痛薬）

一般に内服薬として使用されますが、副作用の軽減の意味から坐薬や貼付剤としても用いられています。

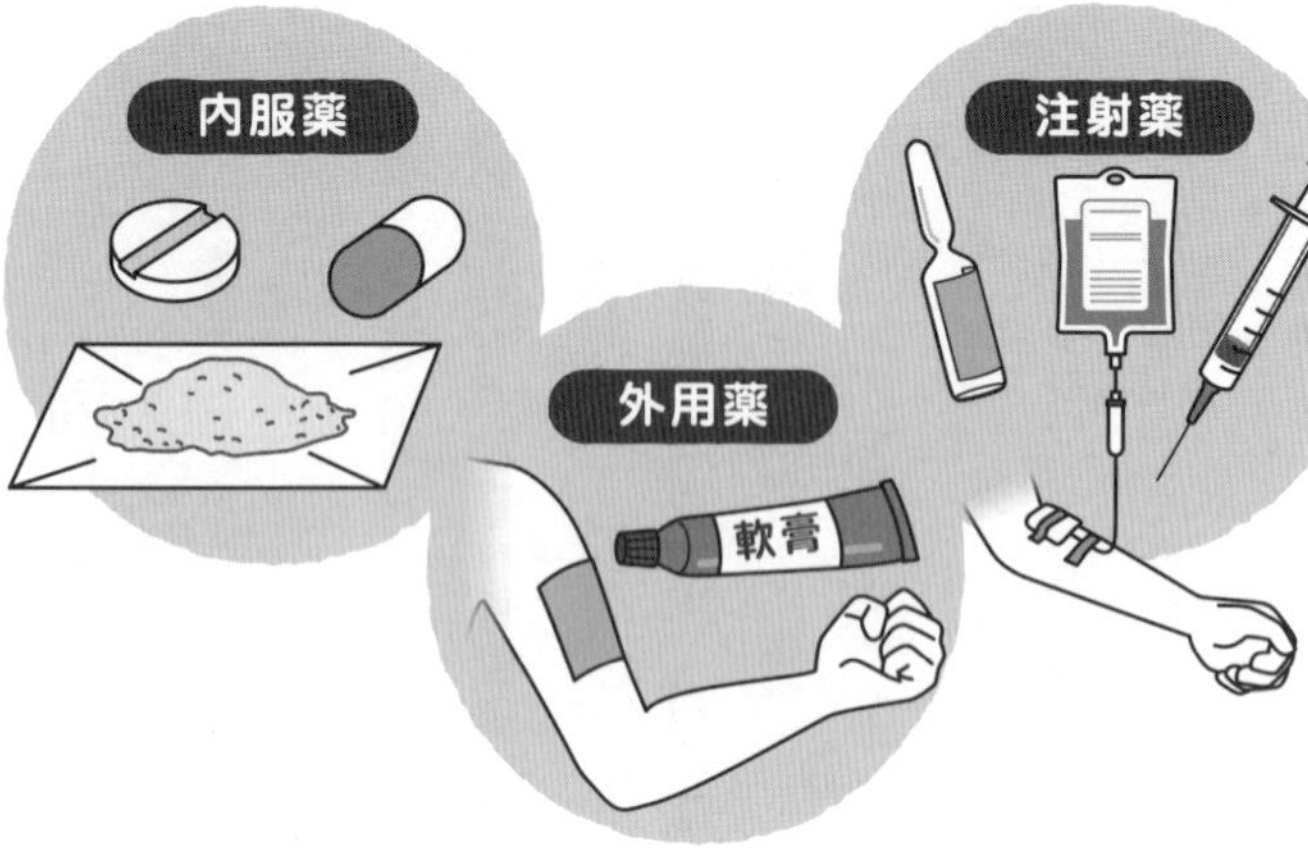

例 ニトログリセリン（狭心症治療薬）

一般に舌下錠として使用されますが、皮膚からの吸収がよいことから軟膏や貼付剤、あるいはスプレーとしても用いられています。

このように剤形を変えることにより、薬物の吸収速度の調節、より便利な使い方、徐放性製剤（Q10参照）による投与間隔の調節など、薬物治療がうまくいくように設計してあります。

同じ一般名の薬物といっても、メーカーによって異なった商品名の薬剤が製造・販売されています。それぞれにメーカー独自の記号や番号を入れてあったり、色や形に違いがありますが、含まれている成分は同じ薬物です。

ワンポイント講座

薬の名称

医薬品は、大きく分類すると化学名・一般名・商品名の三種類の名称を有しています。

①化学名：その物質の分子構造がわかる名称です。

②一般名：薬物に与えられた国際的に認められている名称です（同じ系統の薬物には、一般によく似た名称が付けられています）。

③商品名：薬物を商品として製造し、販売している製薬会社により与えられた名称です（同じ一般名の薬物に対して各製薬会社が別々の名称を付けるため、薬物は通常、複数の商品名を持っています）。

例　塩酸プロプラノロール（不整脈治療薬、高血圧症治療薬）

①化学名：(±) -1-isopropylamino-3-naphthyloxy-2-propanolhydrochloride

②一般名：塩酸プロプラノロール（propranolol HCL）

③商品名：アイデイトロール、インデラル、ソラシロールなど

Q17 医療機関で処方された薬を人にあげてもよいですか？ 人からもらっても大丈夫ですか？

A

医療機関で処方された薬を人にあげたり、人からもらって使わないようにしましょう。そうしてはいけない理由として、次のようなことがあります。

①医師は、患者さん一人ひとりに対して、いろいろなことを考慮して薬を処方しています。

たとえば、感冒の場合を考えてみましょう。処方をする際に、医師は、熱が高い場合には解熱薬、咳がよく出る場合には鎮咳薬（咳止め）、鼻水や鼻づまりには抗ヒスタミン薬というように、患者さんの症状に合わせて薬を処方します。かぜをひいて熱があるのに、人からもらった薬が鎮咳薬であれば、無駄な薬を飲むことになってしまいます。

②薬の飲み合わせ（薬物相互作用）（Q7参照）の可能性があります。

たとえば、ワーファリンという抗凝固薬（血液凝固阻止薬）は、感冒薬の併用により薬の作用が強く（つまり出血しやすく）なってしまうことがあります。とくに高齢者では、いくつかの薬物を服用している場合が多いので、ほかの人の薬を飲むことによって、薬物相互作用を起こす可能性が多いと思われます。

③予期せぬ副作用（Q31参照）が現れることがあります。

薬が体に入ってから、肝臓で代謝されたり、腎臓を通って尿中に排泄されて、体から除去される過程（体内動態）には非常に大きな個人差があります。したがって、自分のもらった薬の量が多すぎた場合には、予期せぬ副作用が現れる可能性があります。逆に薬の量が少ない場合には、せっかく飲んでも、効果が得られないことになってしまいます。とくに高齢者では、薬を体内から除去する能力の個人差が著しく大きいので、自分勝手な判断で薬を飲むことはやめましょう。

④重大な病気を見過ごしてしまう危険性があります。

熱が出る、咳が出る……体が発する症状は、体の異常を知らせる警告のシグナルです。素人考えで薬を服用して症状を抑えてしまうと、医療機関を受診した際に、的確な診断がなされにくくなる可能性があります。

⑤薬の使用期限がわからない場合があります。

薬には、使用期限があります。人からもらった薬は、使用期限がわからなかったり、また、保存状態が悪いために薬の効果が低下している場合も考えられます。

ワンポイント講座

薬を自分だけの判断で服用するのはやめましょう

「くすり」は逆に読むと「リスク（risk：危険）」です。本来、薬は体にとって異物です。薬は、適切に使ってこそ、その有用性が発揮されます。薬が正しく使われない場合には、薬は、むしろ体にとって余計なものとなってしまい、重大な副作用をもたらす原因となります。

Q18 処方された薬のことを医師に聞いてもよいのでしょうか?

A

最近では『病院でもらった薬がわかる本』といった、薬や医療に関する書籍がベストセラーになっています。このことからもわかるように、「薬」や「自分の病気」、「治療」について、患者さんの〝知りたい〟という要望が強くなっています。医師や薬剤師は、この患者さんの要望に応えているでしょうか? 必ずしも十分とはいえないので、このような本がよく売れるのではないでしょうか。

そのような反省の上に立って、患者さんの意思や気持ちを大切にした医療ができるようにするために、医療機関や薬局などでは、「インフォームドコンセント」という考えが、広く浸透してきました。

治療の主役はあなた自身です

患者さんと医師が協力して治療を行うために、薬はもちろんのこと、自分の病気に関することは何でも、遠慮なくお聞きになってください。医師にとっても、患者さんがどのように感じているかは、とても大切な情報になります。ただし、医師や薬剤師をはじめ、医療機関のスタッフも忙しいことが多いので、できるだけ要領よくまとめて質問をされると、よりスムーズにいくと思います。

多くの患者さんの診療で医師が忙しくしている場合などには、十分に納得できる説明を医師ができないことがあるかもしれません。そのようなときには、薬の専門家である薬剤師に質問することをお勧めします。

ワンポイント講座

インフォームドコンセント（informed consent）：
「十分に説明を受けたうえでの同意」

医療を行う側が、単に患者さんの同意を求めるということではありません。医療を行う側が、どのような医療なのか、その内容をはっきりと説明し、患者さんが理解したうえで、自らの意思に基づいて同意することです。患者さんと医師が協力して治療に努めることが、治療の効果を上げるためにとても重要です。そのためにも、「インフォームドコンセント」というプロセスは重要な役割を持っています。

Q19 市販薬には有効期間が書いてありますが、それを過ぎたものは絶対に使ってはダメですか?

A

病気の治療や予防に使用される医薬品の品質は、最優先で保持されなければなりません。そこで、外箱に「有効期間（期限）」や「使用期限」を表示して、医薬品を保存する場合の品質を保証し得る期間を明示しています。

有効期間（期限）と使用期限は本質的に異なるものではありませんが、有効期間（期限）が日本薬局方(*)の基準などによって定められる〔抗菌薬（抗生物質）、ワクチン、放射性医薬品など〕のに対して、使用期限は製薬会社などが自主的に定め、厚生労働大臣の指定する医薬品にのみ表示規制があるという点で異なっています。

有効期間（期限）や使用期限は、あくまでも未開封のまま適切な状態で保存された場合に、薬の効力、性状、品質等を保証し得る期限のことです。
使用期限は厚生労働大臣の指定する医薬品のほか、医薬部外品(*)、化粧品、医療用具等の一部にも定められています。使用期限切れの薬は効果の保証はないと思ってください。

薬の有効期限は、その薬の効果が保証された期間ですが、適切な保存状態できちんと保存されていれば、大部分の薬は有効期限が切れても半年や一年くらいは使用できて、十分な効果があります〔ただし、抗菌薬（抗生物質）や液体状の薬は除く〕。しかし、保存状態が悪いと、効果がなくなったり、有害な作用が現れることがあります。

いったん開封した薬は、できるだけ早く使い切ってください（できれば六ヵ月以内）。目薬やシロップ剤は、細菌などの微生物に汚染されやすいので注意してください。粉剤や顆粒剤は、湿気を吸いやすいので注意してください。

用語解説

***日本薬局方**　医薬品の性状および品質の適正を図るため、薬事法に基づき定めた医薬品の公的な規範書。

＊**医薬部外品**　薬事法に定められた、医薬品と化粧品の中間的な分類。人体に対する作用の緩やかなもので、医療機器でないもの。薬用化粧品はこれにあたる。

ワンポイント講座

保管している薬を使うときの注意点

市販薬の購入・服用時には、有効期限のチェックと同時に、保存状態のチェックも忘れずにするようにしましょう。

一度開封した薬は、外観（色や形）が変わってないかどうかを十分に確かめてから使用するようにしましょう。

ニトログリセリン（狭心症治療薬）は揮発性が強いので、遮光した気密容器に入れ、二〇度以下で保存しておきましょう。

Q20 薬を保管するときに注意すべきことは何ですか？

A

薬の品質の変化

薬は温度・光・空気によって品質が変わります。容器に入っていて、開封して使用する薬では、開封日を書いておき、開封後はキチンとふたをして、涼しい場所に保管しましょう。

小児や高齢者の誤飲・誤食

中毒事故で最も多いのが、乳幼児によるタバコ・医薬品の誤飲・誤食です。これを防ぐためには、次の点に注意してください。

- 高い場所に保管する。
- ふたを堅く締める。
- 使用後すぐに片付ける。

・他の容器に入れ替えたり、お菓子の空き缶に入れない。
・殺虫剤、農薬などと一緒に置かない。
・薬を捨てるときには紙などに包み、小児の目に触れないようにする。

ワンポイント講座

もしも小児が薬を誤飲してしまったら

もしも小児が薬を誤飲してしまったら、すぐ医師に相談しましょう（Q40参照）。その際、薬の外箱、飲み残りの薬、説明書など、誤飲した薬の内容がわかるものを持って行くことを忘れないようにしてください。

Q21 救急箱に入れておいたほうがよい医薬品と医療用具は何ですか？

A

何よりも「持ち運びに便利」が取り柄なので、中に入れるのは「必要最小限」にしましょう（表1）。

こんなときに活躍

急な病気やけがで……

・病院に行くまでもない場合

・病院に行くまでの救急処置

救急箱による保管の目的

・直射日光や湿気から守ります。

・小児が間違って飲んだら大変です。小児の手の届かないところに置いてください。

	種類	薬品名(例)	用途
内用薬	総合感冒薬		かぜの諸症状の緩和
	胃腸薬		食べすぎ、飲みすぎ、胃のもたれなど
	解熱鎮痛薬	アスピリン バファリン	高熱、痛みに対する応急処置 ただし、腹痛には無効
	下痢止め		急性の下痢に対する応急処置
	咳止め	コンタック咳止め	急性の咳
	便秘薬	コーラック、ヒマシ油、サラリン、浣腸	一般的な便秘、頑固な便秘は医師の診断が必要
外用薬	殺菌消毒薬	オキシドールなど	ゴミなどで汚れた傷口の消毒
		アクリノールなど	汚れていない傷口の消毒
	目薬		疲れ目、充血、ほこり・汗・水泳などによる眼病予防
	虫刺され薬	アンモニア水	蜂刺され、クラゲ刺され
		ウナ	蚊などの虫刺されによるかゆみ
	消炎鎮痛薬		打ち身、ねんざなど
	歯痛薬		歯痛に対する応急処置
その他	救急絆創膏	バンドエイド	浅い傷口に使う 深い傷口に使うと化膿することがある
	包帯用材料	ガーゼ、油紙、 巻き包帯、絆創膏	捻挫など各種の用途に
	綿製品	脱脂綿、綿棒	鼻血の止血など、傷口の止血にはガーゼを使用する
	その他	体温計、ハサミ、毛抜き、ピンセット、眼帯など	

※上記以外にも必要に応じて、抗生物質入りの軟膏、乗り物酔いの薬などを準備するとよい。

表1 救急箱に入れておきたい医薬品等

救急箱のふたの裏に記入しておきたい情報

- **あわてないで！**
- **救急車**…局番なしの119番　※名前、住所、電話番号、状態を簡単に告げよう！
- **ホームドクター**…○○先生
  [TEL]○○-○○○○
  [住所]○○町○丁目○番地
- **夜間休日診療所テレホンサービス**…
  [TEL]○○-○○○○
- **救急箱点検日**…平成○年○○月○○日

Q22 頓服薬はどんな薬ですか？いつ服用するのですか？

A 頓服薬とは一回の服用量で、症状を軽減または消失させる目的で必要に応じて服用する薬です。頓服薬としては解熱薬、鎮痛薬、鎮咳薬、鎮静薬、緩下薬、催眠薬などがあります。

たとえば「痛みがひどいとき」「咳がひどいとき」「熱が三八度以上のとき」などの一定の条件の範囲内で、患者さん自身やその看護にあたる人の判断で服用するものです。

効かないからといって、

- 用量を増やす
- 他の薬も一緒に服用する

・間隔を空けずに続けて服用する

などといった指示された以外の方法で、自己判断により服用するのは絶対にやめましょう。効き目が強く出すぎたり、思わぬ副作用が現れる原因になりかねません。

頓服薬は長く使用するものではないので、症状が治まらなければ医師に相談しましょう。

ワンポイント講座

頓服薬の服薬間隔の目安は？

解熱薬……約四～六時間

鎮痛薬……一日二回程度

あくまでも目安ですので、あらかじめ診察時に医師に確認するか、薬を受け取るときに薬剤師に確認しておきましょう。

Q23 鎮痛薬の飲み方は?

A

一般に鎮痛薬（痛み止めの薬）は、痛みを脳に伝えるシステムを抑制することによって痛みを止め、同時に脳にある体温調節中枢に働きかけて熱を下げる作用も持っていることから、しばしば「解熱鎮痛薬」と呼ばれています。

解熱鎮痛薬は、症状を軽減させるための「対症療法薬」であり、自覚症状が軽快したり消失したときには、薬を飲まなくてもよくなります。

対症療法とは、病気の根本原因に対する治療（原因療法）ではなく、症状を軽快、消失させるために行う治療法のことです。

〈例〉発熱に対する解熱薬、疼痛に対する鎮痛薬、咳に対する鎮咳薬など。

鎮痛薬を使用する際のポイント

①どんな痛みに効くの?

・一般に、頭痛、歯痛、筋肉痛、関節の痛み、軽い外傷痛、生理痛などに効果があります。

・激しい外傷痛、術後疼痛などにはほとんど無効です。

・内臓痛（胃痛、腹痛）に効果はありません。むしろ症状を悪化させる可能性があります。

②服用方法は?

・用法・用量を守り、辛くて我慢できないときにだけ服用するようにして、症状がなくなればできるだけ早くやめます。

・予防的に気軽に服用しないように努めます。

・勝手に服用量を増やしてはいけません。

③副作用は?

・強い成分を含んでいることが多いため、小児や高齢者への使用時や、他剤との併用は医師の判断により慎重に行います。

・胃腸障害を起こすことが多いので、食後にたっぷりの水（一〇〇ml以上）と一緒に飲んでください。
・薬物アレルギーや喘息を起こしやすい成分が含まれていることが多いので、これらの素因のある人は注意が必要です。
・眠気を起こすことがあるので、飲んだら車の運転を差し控えてください。
・アルコールとの相互作用で悪い影響が出ることがあるので、注意してください。

④保管・管理方法は？

・有効期限をチェックし、古い薬は使わないでください。
・直射日光、高温、高湿を避け、小児の手の届かないところに保管してください。

人間は誰しも痛みや発熱には弱いものです。耐え難い痛みや発熱があるときの解熱鎮痛薬ほどありがたいものはありません。上手に使うようにこころがけましょう。

Q24 点眼薬の正しい使い方は？

A

図1
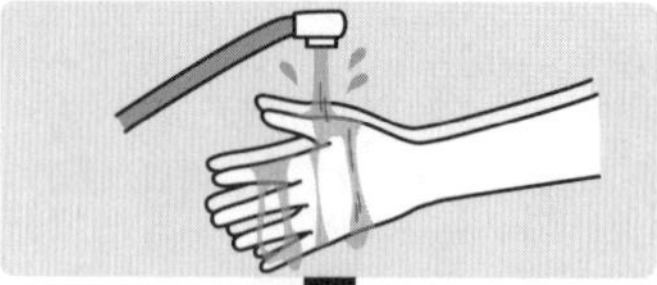

図2
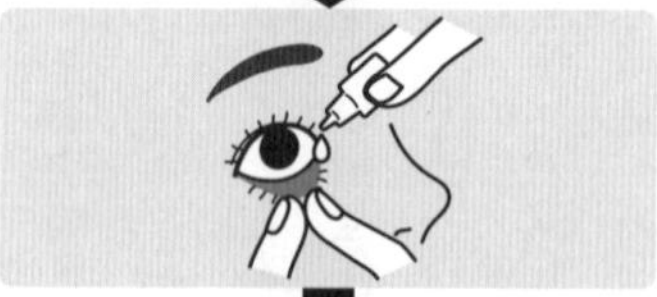

図3
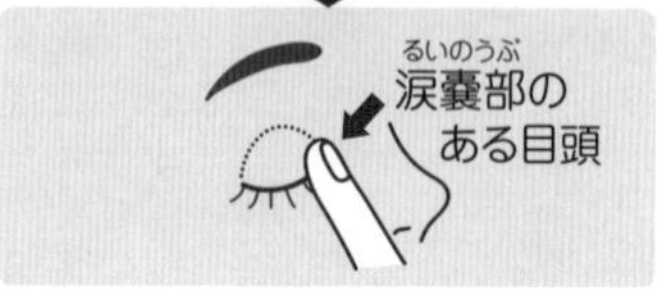

点眼薬の正しい使い方は次の通りです。

①点眼する前に手を洗います（**図1**）。

②下まぶたを**図2**のようにつまみ、前に引っ張り〝袋〟を作ります。その中に容器の先端を近づけて、眼やまつ毛やまぶたに触れないように一滴落とします。

③点眼後は目を軽く閉じ、できれば目頭（涙嚢部（るいのうぶ）がある）を鼻に向かって一〜二分間、**図3**のように押さえます。涙嚢部

は涙の排出口であり、ここを押さえることにより、目薬が目から鼻・口腔内に流れ出してしまうことを防ぎ、点眼薬の効きがよくなります。

誰でも最初から上手に点眼することはできません。うまくできないときは、ほかの人に点眼してもらいましょう。

二種類以上の点眼薬の使用

二種類以上の点眼薬を処方され使用する場合には、それぞれの点眼の間隔を少なくとも五分間はあけましょう。

違う種類の点眼薬を続けて点眼すると、最初に点眼した薬は薄められたり、洗い流されたりして、効果がなくなる場合があります。

点眼の順番により効果の出方が違う場合があるので、点眼の順番を医師に聞きましょう。

就寝前の点眼

少なくとも就寝の三〇分前までに点眼しましょう。

点眼したまま寝ると、薬の濃度が高いまま眼の表面に留まり、作用が強く現れる場合があります。また、起床時に充血や腫れが見られることもあります。

ただし、症状の急性期や重症時に、持続的な効果を期待する場合には、就寝前に点眼する場合もあります。

他人の点眼薬の使用

同じような症状であっても、他人の点眼薬は、使用しないようにしましょう。また、古い薬の使用も避けましょう。

医師が処方する点眼薬には、さまざまな種類があります。中には眼圧が上昇したり、白内障を起こすなどの有害反応が出る点眼薬もあり、これらは必要に応じて、適切に使用することが必要です。症状が似ているからといって、自己判断で他人の点眼薬を使うと、かえって悪化してしまうことがあります。

また、雑菌で汚染されている点眼薬を使用すると、結膜炎になることもあり、点眼薬は注意して取り扱いましょう。

点眼薬の保管

開封後は汚染の危険性があるので、キャップをしっかり閉めて保管し、なるべく早く（できるだけ一ヵ月以内）に使用しましょう。

直射日光に当たる場所や温度の高い場所に置くことを避け、できるだけ冷暗所に保存しましょう。

Q25 血圧を下げる薬は、なぜ何種類もあるのですか？

A

血圧とは

血圧は血管内を流れる血液の圧力のことです。血管の壁に与える血液の圧力を計りますが、血圧の高さは心臓の収縮力と血管の抵抗性により決まります。

このような心臓血管系の変化は、体内で作られる血圧調整物質や神経系により調節されています。血圧を下げる薬（降圧薬）は、血圧調整物質や神経系に働きかけたり、心臓や血管に直接働きかけることで血圧を下げます。これらのうち、どの部分に働きかけるかによって、降圧薬は分類されます。

日常の診療でよく用いられる降圧薬

①利尿薬

腎臓に作用して、塩分（ナトリウム）、水分を尿として排泄します。

〈代表的な薬〉フルイトラン、など

②カルシウム拮抗薬

心臓や血管の筋肉内にカルシウムが流れ込むと、その筋肉の収縮力が上がります。カルシウム拮抗薬は細胞膜に作用して、カルシウムが細胞内に流れ込まないように働きます。

〈代表的な薬〉アダラートL、ヘルベッサー、など

③アンジオテンシン変換酵素阻害薬

血管を収縮させるホルモンの一種「アンジオテンシンII」の産生を抑えます。

〈代表的な薬〉レニベース、カプトリル、など

④アンジオテンシン受容体拮抗薬

アンジオテンシンIIは、アンジオテンシン受容体を介してその作用を現しますが、この受容体（AT1受容体）を遮断して降圧作用を発現します。

〈代表的な薬〉ニューロタン、ディオバン、など

⑤交感神経抑制薬（交感神経抑制薬）

交感神経が緊張すると、血管が収縮したり、心臓の働きが活発になります。このような交感神経の働きを抑えます。

〈代表的な薬〉テノーミン、インデラル、など

これらの降圧薬は、作用の強さなどでさらに細かく分類することができます。

このように何種類もの降圧薬の中から、医師は診察や検査結果をもとに患者さんに最も合った薬を選んで治療をしています。

ワンポイント講座

高血圧症の薬物治療のコツ

高血圧症は自覚症状がないことが多いだけに、治療がおろそかになりがちです。しかし、血圧が高い状態が続くと、狭心症や心筋梗塞、脳梗塞といった重大な疾患につながる確率が高くなります。症状がなくても定期的な受診や薬の服用が大切です。

薬によって血圧がコントロールされているときに、服用を急にやめることは避けましょう。「最近、血圧が低くなってきた」といって、自己判断で薬の服用をやめないようにしましょう。

Q26 冷湿布と温湿布の違いは何ですか？

A 湿布には、冷湿布と温湿布の二つのタイプがあり、炎症を起こしている部位の炎症を鎮めたり、痛みを和らげる働きがあります。

冷湿布

急性の炎症を伴った疾患（捻挫、打撲の初期など）に使用されます。炎症を起こしている部位を冷やすことにより皮膚の血管が収縮して、血液がゆっくり流れるようになります。これにより、赤く腫れたり熱を持った状態の炎症を鎮め、痛みを和らげます。

冷感は、ハッカ油やメントールなどにより生じます。冷湿布のほとんどに、皮膚から吸収されて消炎鎮痛効果を示す成分（非ステロイド性消炎鎮痛薬）が含まれています。

病気・症状	使い分け	注意事項等
捻 挫	冷湿布	腫れが引くまで冷やす
打 撲	初め冷湿布、 その後温湿布	2～3日間冷やす。 外傷があるときは傷の処置をしてから周囲を冷やす
腰 痛	温湿布	入浴も有効
関節リウマチ、 神経痛、肩こり	温湿布	入浴も有効
骨折	どちらも禁物	医師の診断を受ける

(島田慈彦(編):わかりやすい 使いやすい くすりと病気のQ&A、じほう、2000年より。一部改変)

表1 主な病気・症状による湿布の使い分け

温湿布

急性期を過ぎた疾患や慢性の疾患（腰痛、関節リウマチ、神経痛、肩こりなど）に対して使用されます。炎症を起こしている部位を温めることにより皮膚の血管が広がり、血液の流れがよくなり、炎症や痛みを和らげます。

温感はトウガラシエキスなどにより生じます。

冷湿布と温湿布の使い分け

主な病気・症状による湿布の使い分け方を**表1**にまとめました。

ワンポイント講座

湿布薬の貼り方と保管

・湿布薬にかぶれやすい場合は、ガーゼの上から湿布薬を貼ってください。

・汗が出ている場合には、汗をよく拭き取ってから貼ってください。

・有効な成分が揮発してしまう可能性があるので、日光が直接当たる場所や温度の高い場所に保管するのは避けましょう。

・開封後は、袋の口をきちんと折り曲げて、外気に触れないようにしましょう。

Q27 坐薬とは何ですか?

A

坐薬は肛門または膣に使用する固形の外用剤で、体温によって溶けるか、または分泌液で徐々に溶けるようになっています。

坐薬の種類と特徴

◆肛門坐薬：解熱・鎮痛や痔疾の治療などの目的で、肛門内に挿入

◆膣坐薬：婦人科領域の疾患（トリコモナス膣炎、膣カンジダ症など）の治療で膣内に挿入

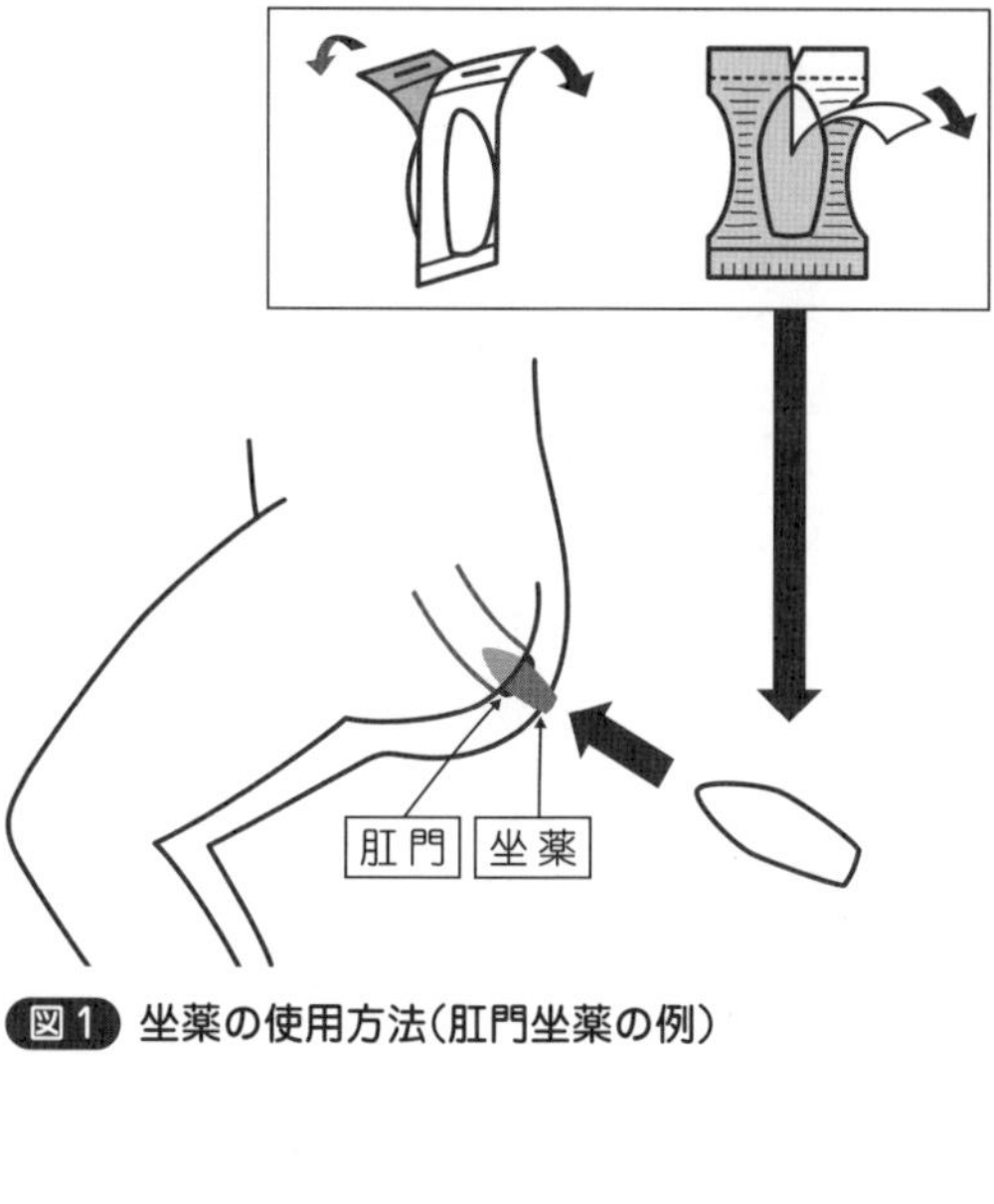

図1 坐薬の使用方法(肛門坐薬の例)

坐薬には、痔疾や感染症などに用いて局所での作用を期待するものと、解熱・鎮痛などで全身作用を期待するものがあります。

坐薬の使用法（肛門坐薬の例）

・包装から出し、先のとがったほうから肛門の奥まで入れ、しばらく押さえます。

・中腰の姿勢で、坐薬の三分の二くらいまで入れ、立ち上がると、比較的簡単に入ります（**図1**）。

・入れにくいときは、坐薬を少し濡らすと入れやすくなります

内服薬と坐薬の吸収の違い（肛門坐薬の例）

内服薬と坐薬の吸収の違いを**図2**に示します。

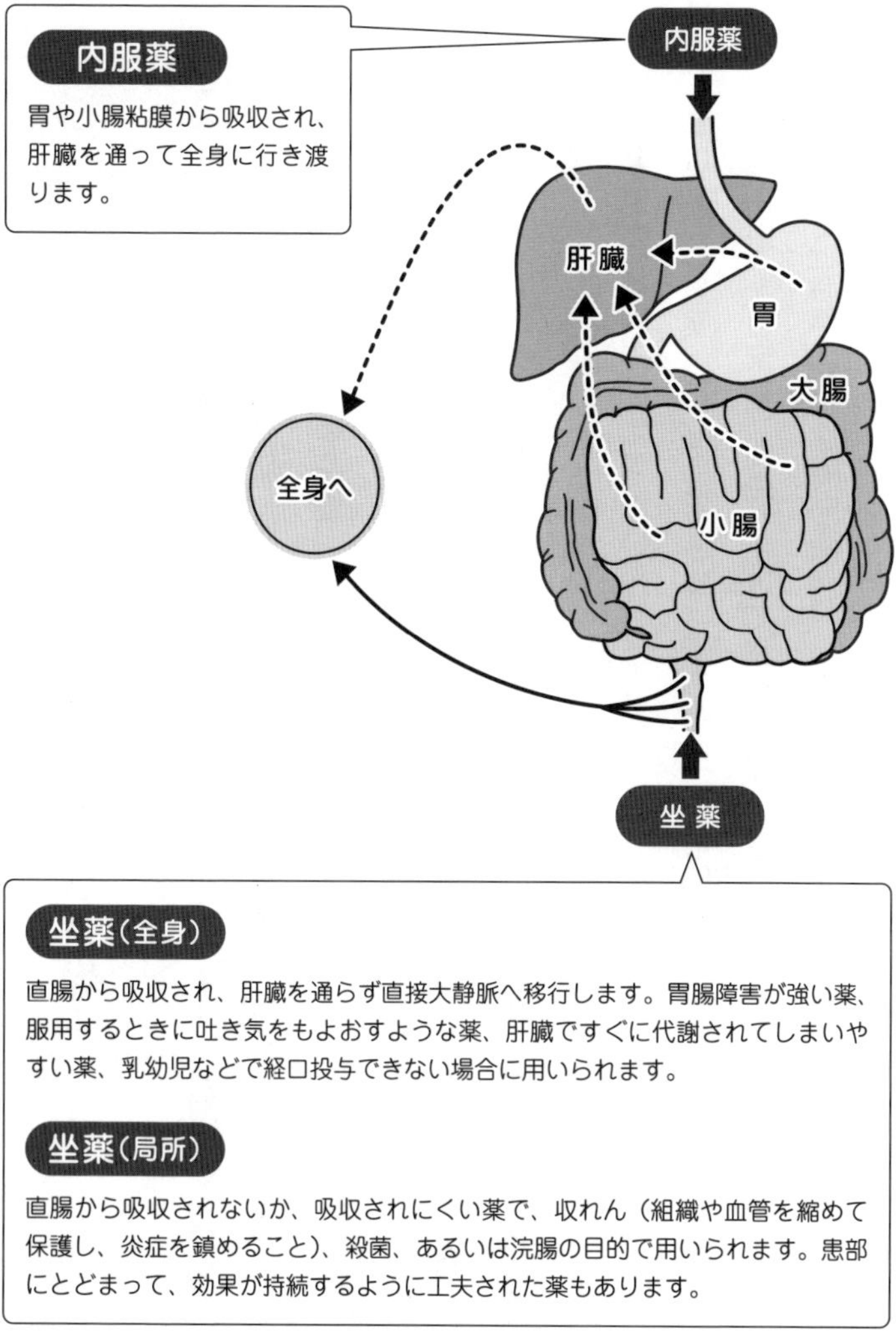
内服薬
胃や小腸粘膜から吸収され、肝臓を通って全身に行き渡ります。
内服薬
肝臓
胃
大腸
小腸
全身へ
坐薬
坐薬（全身）
直腸から吸収され、肝臓を通らず直接大静脈へ移行します。胃腸障害が強い薬、服用するときに吐き気をもよおすような薬、肝臓ですぐに代謝されてしまいやすい薬、乳幼児などで経口投与できない場合に用いられます。
坐薬（局所）
直腸から吸収されないか、吸収されにくい薬で、収れん（組織や血管を縮めて保護し、炎症を鎮めること）、殺菌、あるいは浣腸の目的で用いられます。患部にとどまって、効果が持続するように工夫された薬もあります。

図2 内服薬と坐薬の吸収のされ方の違い（肛門坐薬の例）

ワンポイント講座

坐薬の「こんなときはどうしたらいいの?」

①どこに保管する?

坐薬は体温や体液で溶けるようになっています。夏期はとくに気温が高くなり、使う前に溶けることもあります。冷蔵庫などの冷暗所に保管しましょう。

②坐薬を入れたあと、排便をしてしまった! どうしよう?

直後に排便した場合は、新しい坐薬をもう一度入れましょう。なお、入れてからある程度時間が経って、便の中に坐薬の形がないときは、ほぼ体内に薬が吸収されたと思ってよいでしょう。

③坐薬を入れる間隔はどのくらいあけたらいいの?

同じ目的の坐薬(たとえば解熱薬)であれば、一般的に五~六時間くらい(一日三~四回以内)を目安に、間隔をあけて使用します。違う目的で二種類の坐薬(たとえば解熱薬と吐き気止め)を使う場合は、約五分間を目安にするとよいでしょう。

Q28 便秘で下剤を常用していたら、だんだん量が増えてきました。どうしたらよいでしょうか？

A

慢性の便秘の大部分は「機能性便秘」といわれ、高齢者、体力の弱った人、多産婦、長期にわたって床についている人、食事摂取量の少ない人、便意を我慢する習慣の人やストレスを生ずる精神的要因が加わった場合に、腸管の運動機能や直腸での排便反射が悪くなって生ずるものです。

便秘の薬は、睡眠薬などと同じく、連続して使っていると習慣性になることが問題です。

便秘がちだからといって下剤を常用していると、体が薬に慣れてだんだん効かなくなり、下剤なしには便が出なくなってしまうことがあります。

下剤を上手に使うには

まず、どうにもならないときだけ薬を使うようにして、初めは最小量を使いましょう。

効かないときには量を増やし、自分に合った必要最小限の用量を見つけることがコツです。

排便に成功したら、量を減らす、飲む間隔をあけるなどして、だんだんと薬を止めるようにしましょう。

また、便秘薬の効き具合は、体質などによってかなり個人差があり、どの種類がよいかは使ってみないとわからないことがよくあります。量を増やしても効かない場合には、いろいろと種類を変えて試してみることも必要です。ひどい便秘には、強い下剤を使うより、浣腸を使ったほうがよいこともあります。

稀に、大腸の病気によるもの、使用している他の薬剤によるもの、他の全身性の病気による場合もありますので、一度は医師に相談することをお勧めします。

ワンポイント講座

便秘について

一般の便秘は習慣的なものが多く、下剤は、排便のリズムを作るきっかけとなります。食事を含めて日常生活の規則正しいリズムを確立するように努めましょう。

便秘の予防法

・決まった時間にトイレに行き排便することを習慣づける。便意を我慢する習慣はやめる。
・運動不足にならないように気をつける。よく歩くようにする。
・ストレスが溜まらないようにする。
・海草類、野菜や果物など食物繊維の多い食品を摂る。また、水分を十分に摂る。朝食前に冷水または冷たい牛乳を飲むなどの工夫をする。

Q29 睡眠薬が止められなくなりました。どうしたらよいでしょうか?

A

睡眠障害に対して、図1①の場合には、原因となっている要因を取り除くか、和らげるか、あるいは医療機関で治療を受けます。

②の場合には、それぞれのタイプによって効果のある薬の種類が多少異なります。ただ、眠れないからといって睡眠薬を素人考えで使用していると、薬がないと眠れなくなることがあります。

どの薬を使うかについては、医師に自分の症状について詳しく話したうえで選択してもらうのがよいでしょう。

睡眠薬の飲み方

どの睡眠薬でも反復して使用していると、大なり小なり薬物に対して依存が生じる可能性があります。

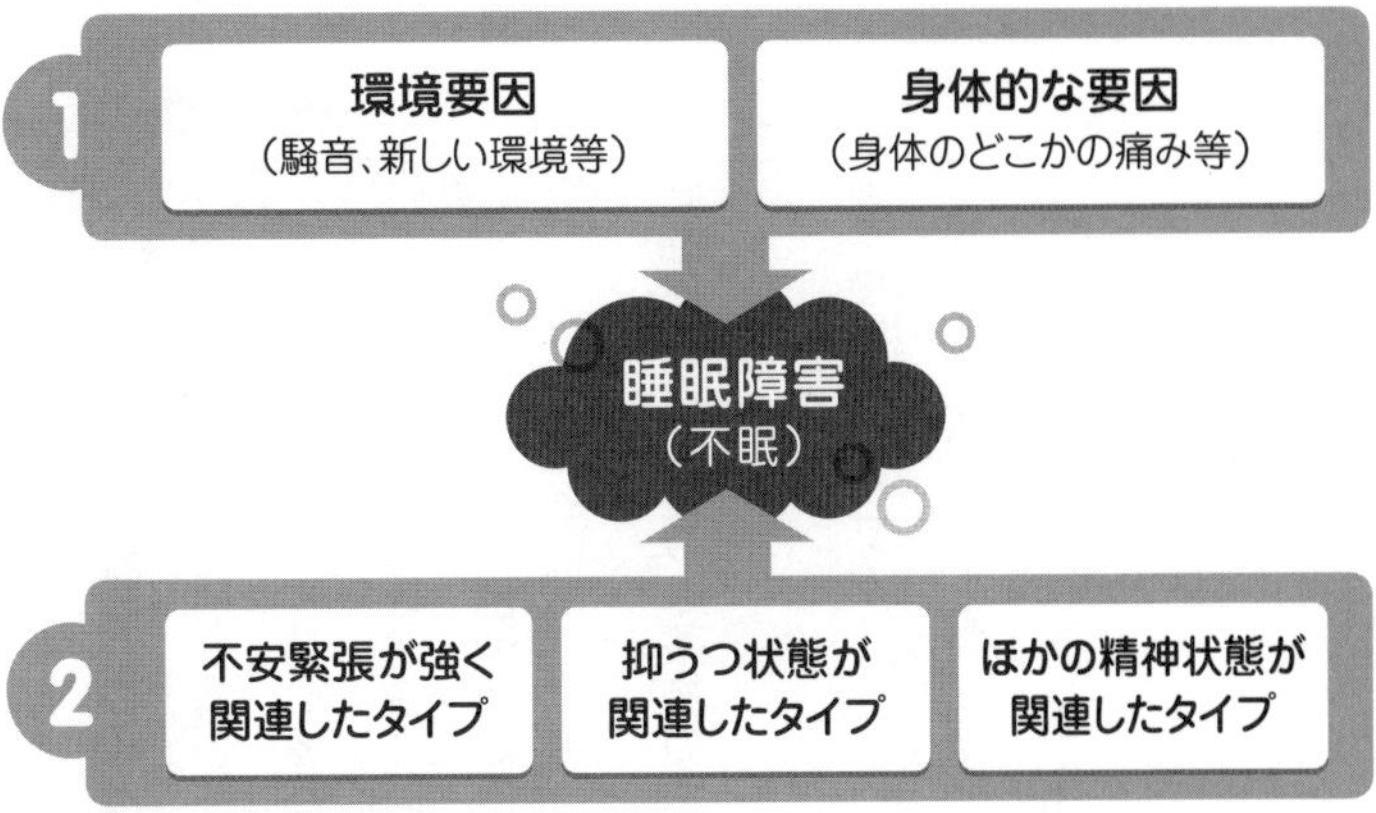

図1 睡眠障害に関連する要因と睡眠障害のタイプ

では、どうすればよいでしょうか？

・眠れそうにないときだけ薬を服用する。
・薬を連用する場合には、ときどき種類を変えて服用する。

薬がないと眠れなくなった場合

・不安緊張を自分自身で和らげ、心身をリラックスさせる方法（たとえば「筋弛緩法」や「自律訓練法」）を身につける。
・昼間の散歩や運動で身体を使って、適度な心身の疲労をもたらす。
・自分に合った枕や寝具を工夫する。

このような薬以外の方法も積極的に取り入れて、時間をかけてゆっくり睡眠薬の量を減らしていきましょう。

ワンポイント講座

睡眠障害のタイプと睡眠薬の種類

睡眠薬はどの薬でも、睡眠を誘発する作用は基本的には同じです。薬によって異なるのは、

・吸収の速さ（薬の作用が現れるまでの速さ）
・代謝や排泄の速さ（薬の作用が消失するまでの時間）

です。

睡眠薬はこのような薬物の特性を利用して、睡眠障害のタイプに合わせて使い分けています。

＊睡眠障害のタイプ

・寝付きが悪い　・眠りが浅い
・早く目が覚めて、そのあと眠れない　・悪夢にうなされる

Q30 狭心症で貼り薬（貼付剤）を使っています。どこに貼ってもよいのでしょうか？

A

胸部、上腹部、背部、上腕部または大腿部のいずれかに貼ってください。薬が皮膚から吸収され、血中に入り、目的の場所（心臓にある冠動脈）に到達することが重要です。

身体のどこから吸収されても、薬物は血中に入り全身を巡ります。したがって、心臓の薬だから心臓の上（前胸部）に貼らなければならない、ということはありません。

入浴する際には

最近の貼付剤は、かなりはがれにくくなっていますが、やはり、入浴直後を避けて、しばらくしてから貼るのがよいでしょう。そのほうが安定した効果が期待できます。

毎回同じ場所に貼っていると

同じ場所に毎回貼っていると、皮膚のかぶれを起こしやすくなります。今日は胸部、明日は大腿部といった具合に、ローテーションを組んで貼ることをお勧めします。

ワンポイント講座

狭心症の治療薬について

狭心症の治療薬の種類には、錠剤、カプセル剤、軟膏剤、貼付剤、注射剤、スプレー剤などがあります。

貼付剤は作用の持続時間が長いため、狭心症の発作の予防に用いられます。そのほかにも、用法が簡単、使用感がよい、などの特徴があります。

また最近は、薬物の放出をコントロールすることにより、二四時間以上にわたって薬の作用を持続させることのできる製剤（徐放性製剤）（Q10参照）もあります。

Q31 副作用のない薬はないのですか？

A

人体に対する薬の作用のうち、その薬を用いる際の本来の目的に合った作用を「主作用」といい、それ以外の作用を「副作用」といいます。副作用の症状には、眠気、発熱等ごく軽度のものから、生命に危険を及ぼすような強いものまでいろいろあります。また、症状が出なくても、臨床検査によって初めて、肝臓や腎臓に障害が起こっていたり、血液や神経に変化が起こっていたりすることがわかる場合もあります。

「副作用のない薬があればよいのに……」とは誰でも願うところですが、残念ながら、「副作用の全くない薬はない」のです。しかし薬は、効果的に使用すれば私どもにとって強い味方になります。そのためには、薬を正しく使用することが重要なのです。また、万一、副作用が生じても、早く発見して早目に処置をすることが「薬との上手なつき合い方」なのです。

副作用を予防するための注意点

副作用を予防するための注意点を次にいくつかあげておきます。ぜひ参考にしてください。

①薬をもらうときには、
・現在の症状
・いままでかかった病気
・アレルギーの有無
などをなるべく正確に、医師に告げてください。

とくに、一度副作用の出た薬は、どんなに軽い症状であっても、薬の名前を確かめ、症状とともに記録しておき、必ず医師に告げることが大切です。

②他の病院から薬をもらっていたり、市販の薬を服用している場合には、その旨を医師に伝えてください。

③薬は処方された通りに服用してください。自己流の飲み方をすることは禁物です。また、自分の薬は自分だけが使用し、きちんと保管してください。

④慢性の病気で、薬を長期にわたって服用している場合には、定期的に医療機関を受診し、医師の診察を受けてください。自分だけの判断で勝手に中止すると、症状を悪化させることになりかねません。

⑤薬を服用しているときには、飲酒や禁じられている食べ物は避けてください。

⑥妊婦、小児、高齢者では、薬の使い方が一般の成人とは異なることが多いので注意が必要です（Q38〜Q41参照）。

⑦車の運転に影響を与える薬は多いので、十分に注意してください。

Q32 アレルギー体質といわれたことがあります。薬の副作用が出やすいのではないですか？

A

アレルギーとは

異物（抗原）が体内に侵入すると、それに反応する物質（抗体）が作られ、異物を排除しようとするシステムが働きます。これを「抗原抗体反応（免疫反応）」といいます。この抗原抗体反応が過剰に働きすぎて、体に障害を与えることもあります。これが「アレルギー」です。アレルギーが原因になっている病気には花粉症、喘息、アトピー性皮膚炎などがあります。

抗原は、アレルゲンと呼ばれ、アレルギーを起こす物質です。代表的なものには、花粉（スギ、ブタクサなど）、ダニ、ペットの毛、フケなどがあります。

薬の中には、さまざまな物質が含まれています。次にあげる物質が、ときにはアレルゲンとなることがあります。

〈例〉 着色料、添加物、ペニシリンなどの抗菌薬（抗生物質）、放射線診断に用いるヨード造影剤、アスピリンなどの解熱鎮痛薬など。

アレルギーの起こりやすい人は、俗に「アレルギー体質」といわれています。そういったアレルギー体質の人は、健康な人よりも薬による副作用（薬の成分に対するアレルギーの症状）が現れやすいと考えられます。

薬物によるアレルギーを予防するために

薬によってアレルギー反応を起こした経験のある人は、「原因となった薬の名前」を記録して、医師の診察を受けるときや、薬を購入する際に薬剤師に必ず伝えるようにしましょう。

Q33 食物アレルギーなのですが、飲めない薬がありますか？

A

近頃、「アレルギー」（Q32参照）という言葉がよく聞かれます。それだけ「アレルギー患者」が珍しくなくなったといえるのでしょう。この中で、食べ物が原因となる「食物アレルギー」も増えています。

普通、外から異物が体の中に入ってきたとき、これを排除しようとする防衛反応が起こります。アレルギーとは、この有益なはずの防衛反応が過度に生ずるために、かえって体に悪い症状として出たものといえます。

アレルギーを生ずる原因となる物質を「アレルゲン」といいます。

アレルゲン

アレルゲンとなる食物といっても、数えきれないほど多くのものがあります。卵、牛乳、大豆が「三大アレルゲン」といわれています。しかし通常、食物アレルギーは、複数のアレルゲンに反応するので、アレルゲンが特定できないことも少なくありません。

アレルゲンを確定するのには次のような方法があります。

・食物日誌を使う方法
・食物除去試験
・アレルゲンエキスを使った皮膚テスト
・血液テスト

専門の医師に相談して、アレルゲンを特定してもらうことをお勧めします。

食物アレルギーは増えている

なぜ、食物アレルギーが増えたのでしょうか?

これには、食生活の変化が大きく影響していると考えられています。「飽食の時代」「グルメブーム」といわれる現在、食物アレルギーでよく問題となる卵・牛乳の入っていない食物を探すのが無理なくらい食卓に登場してきます。

また、インスタント食品やソフトドリンクなどに含まれる食品添加物も食物アレルギーの原因となります。母親になって子供を産む年齢に「アレルギー体質」の人が多くなったために、「アレルギー児」が増加するという悪循環が見られていることも指摘されています。

薬と薬物アレルギーの関係

薬の中では、ピリン系薬物（解熱鎮痛薬）によるアレルギーがよく知られています。ほかにも薬物アレルギーを起こしやすい薬はいろいろあります。しかし、食物アレルギーがあるからといって服用できない薬があるかというと、必ずしもそうではないので、医師や薬剤師にご相談ください。

ワンポイント講座

薬物アレルギーの予防

薬物アレルギーを予防するために次の点にこころがけてください。

・以前に薬物アレルギーを経験したことのある方は、必ず医師にその旨を伝えてください。

・食物アレルギーのある場合にも医師にその旨を伝えてください。

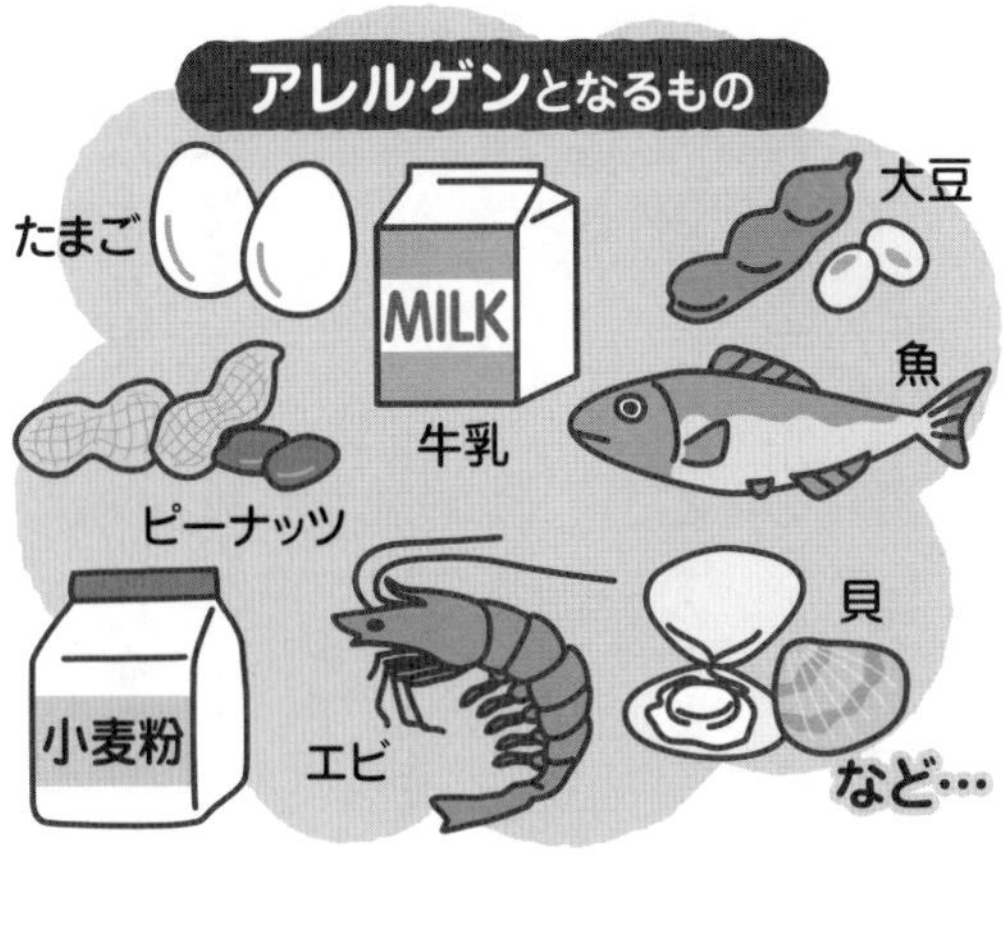

Q34 使った薬で思いもかけない症状が出たときはどうすればよいでしょうか?

A

薬を使用したあとに、体の調子が変わったと感じたり、以前になかった症状が現れたりすることがあります。これには次のような三つの場合が考えられます。

①薬と関連なく治療の経過中に生ずる「もともとの病気の症状」の出現や変化の場合
②薬と関連して「薬の主な効果や作用」が現れている場合
③薬と関連して「薬の副作用」(Q31参照)が現れている場合

一概に、薬を使用したあとのこころと体の変化がすべて薬のせいだとはいえません。自分が①②③のどれに相当するかを正確に判断するためには、薬を使用したあとでどのような変化が生じたかを医師に伝えるようにしましょう。③の「薬の副作用」とは、病気を治療するうえで不必要な薬の作用のことをいいます。

一般に、副作用のない薬はありません。どのような薬にも副作用が現れる可能性はあります。また、薬の副作用の現れ方には個人差が大きく、体質や心身の状態が影響します。肝臓や腎臓に病気のある人、アレルギー体質の人（Q32、Q33参照）、高齢者（Q41参照）では一般に、薬の副作用が現れやすいので注意が必要です。

薬の副作用を未然に防ぐには

薬は本来、私たちの生体にとっては「異物」です。これを有効かつ安全に利用するためには、次の点に注意して、薬袋や説明書に記載されている通りに薬を使用することが重要です。

①過去に何らかの副作用（発疹・吐き気など）が現れたことのある薬があれば、診察時に、必ず医師に報告してください。

②他の医療機関や他科を受診して別の薬を使用している場合や、医師の処方箋なしに薬局で購入した市販薬を使用している場合なども、必ずそのことを医師に報告してください。

薬の保管

なるべく日光の当たらない涼しい場所に保管してください。

薬の副作用と思われる症状が現れた際には

・使用した薬の名前または実物
・薬を使用したあと、症状が出るまでの時間
・以前にも薬を使用して同じような症状が出たことがあるか

などを、まず医師や薬剤師に連絡して、適切な指示を受けてください。

Q35 薬の袋に「眠気を催すことあり。運転、高所作業など注意」と書いてありました。絶対に車を運転してはいけませんか？

A

「眠気」が生ずることがあるので注意が必要な薬があります。たとえば……

向精神薬

抗不安薬や睡眠薬など、もともと中枢神経抑制作用を主目的とした薬です。眠気も作用の延長と考えることができます。

抗ヒスタミン薬

感冒のときのくしゃみ、鼻水を弱めたり、蕁麻疹、湿疹などの痒み止めの薬です。主作用とは関係なく、副作用（Q31参照）として眠気が現れることがあります。

これらの薬は脳に働きかけ、アルコールと同様に眠気を生じることがあります。車の運転はもちろん、危険を伴う機械の操作などには十分な注意が必要です。

次のようなときに、眠気が出やすくなります

◆仕事などで疲れたとき

◆お酒を飲んだとき

◆食後で満腹のとき

薬を飲み始めて間もない頃には、とくに気をつけましょう。

薬を長期間服用していると体が慣れ、眠気が生じにくくなってきます。しかし、眠気を自覚しなくても、判断力や脳の働きが低下していることがありますので、注意が必要です。どうしても車の運転などが必要な場合には、医師とよく相談してください。

睡眠薬などは、使う薬の種類によっては、翌朝になっても効き目が残り、眠くなったり、注意力、集中力、反射運動などが低下することがあります。十分に注意しましょう。

Q36 高血圧の薬を飲んでいるのですが、最近何もする気が起こらなくなってきました。これは薬の副作用でしょうか？

A

◆最近どうもやる気が起こらない《意欲減退》
◆疲れやすい《倦怠感》
◆力が入らない《脱力感》

降圧薬（高血圧症の薬）を服用中の患者さんでは、こうした症状が比較的よく認められます。

原因は何でしょうか？

①血圧の下がりすぎ

これはどの種類の降圧薬でも生じる可能性があります。薬が効きすぎて、血圧が下がりすぎたために起こる症状です。

〈対策〉薬の量を減らす、服用回数を減らす、薬の種類を変える、など。

②これらの症状を起こしやすい薬が処方されている

交感神経系に作用して血圧を下げる薬では、気分が落ち込む、眠気が出るなどの副作用（Q31参照）があります。だからといって、これらの副作用が必ず現れるわけではありません。

〈対策〉薬の種類を変える、など。

③体が薬に慣れていない

降圧薬を飲み始めて、一週間くらいは体が薬に慣れないために、意欲減退や倦怠感、脱力感などの症状が出てくることがあります。

ただし、体が慣れてくると自然に軽くなることが少なくありません。

薬を飲んで血圧がコントロールされていても、このような症状が出たのでは日常生活に支障が起こります。このような症状が現れた場合には、自分の判断だけで薬の服用を止めたりするのではなく、まず、医師によく相談しましょう。

また、体調はよくても血圧が高いことがよくあります。血圧を測定せずに体調だけを目安に、薬の量や服用回数を自分の判断だけで調節することは避けましょう。

ワンポイント講座

高血圧症の治療に用いられている主な降圧薬（Q25参照）

▼利尿降圧薬：腎臓からの水分とナトリウムの排出を促進することにより、血圧を下げます。

▼カルシウム拮抗薬：血管細胞の細胞膜にあるカルシウムチャンネルを遮断し、カルシウムイオンの流入を抑制することにより、血管を拡張して血圧を下げます。

▼アンジオテンシン変換酵素阻害薬：血圧を上げる因子、レニン・アンジオテンシン系による血管の収縮を抑えて血圧を下げます。

▼アンジオテンシン受容体拮抗薬：アンジオテンシンⅡは、アンジオテンシン受容体を介してその作用を現しますが、この受容体（AT1受容体）を遮断して降圧作用を現します。

▼交感神経（末梢）抑制薬：末梢の交感神経にある受容体に作用し、交感神経の刺激を遮断して、血管の収縮を抑制します。

Q37 漢方薬には副作用はないのですか？ほかの薬と一緒に飲んでも大丈夫ですか？

A

一般的に漢方薬には副作用（Q31参照）がない、とよくいわれます。しかし、漢方薬も生体にとっては異物であり、薬である以上、当然、副作用もありますす。多くの（西洋）医薬品に比べて、副作用の現れる頻度が低く、重篤なものが少ないので、相対的に安全性が高いと考えられています。これは、長い経験に基づいて、副作用、毒性の少ない生薬を選んで治療に応用してきたからです。

漢方薬と他の医薬品（西洋医薬品）との併用

漢方薬と他の薬の併用によって、漢方薬や他の薬の作用が、増強したり、減弱したりすることがあるかもしれません。漢方薬とほかの薬を同時に服用する際には、医師とよく相談されることをお勧めします。

漢方薬も適切な用法・用量での使用が必要

漢方薬の使い方が不適切なために思いがけない作用が現れることがあります。「葛根湯」はかぜのときなどに使われる一般的な漢方薬ですが、飲みすぎたり、使い方次第では、「眠れなくなる」などの作用が出ることがあります。また、狭心症の人が不用意に飲むと、狭心症の発作を起こすことがあります。しかし、これは「副作用」というよりも、「誤用」による結果というべきでしょう。

漢方薬についての科学的な研究は、漢方そのものの長い歴史に比べるとまだ始まったばかりなのです。今後の研究によって薬理作用が解明され、薬としての有効性と安全性が明らかにされることが期待されています。

Q38 妊娠しています。薬を絶対に飲んではいけないのですか？

A 絶対に駄目ということはありません。しかし、妊娠の初期に服用して安全という薬は非常に少なく、妊娠八週から一五週までの期間も、胎児への影響は過敏な時期ですので注意が必要です。とくに妊娠四週から七週までの期間は薬の服用・使用に気をつけなければならない時期です（図1）。

妊娠中の薬の服用に際しての注意事項

・妊娠中あるいは妊娠の可能性がある方が診察を受ける場合には、そのことを医師にお話しください。

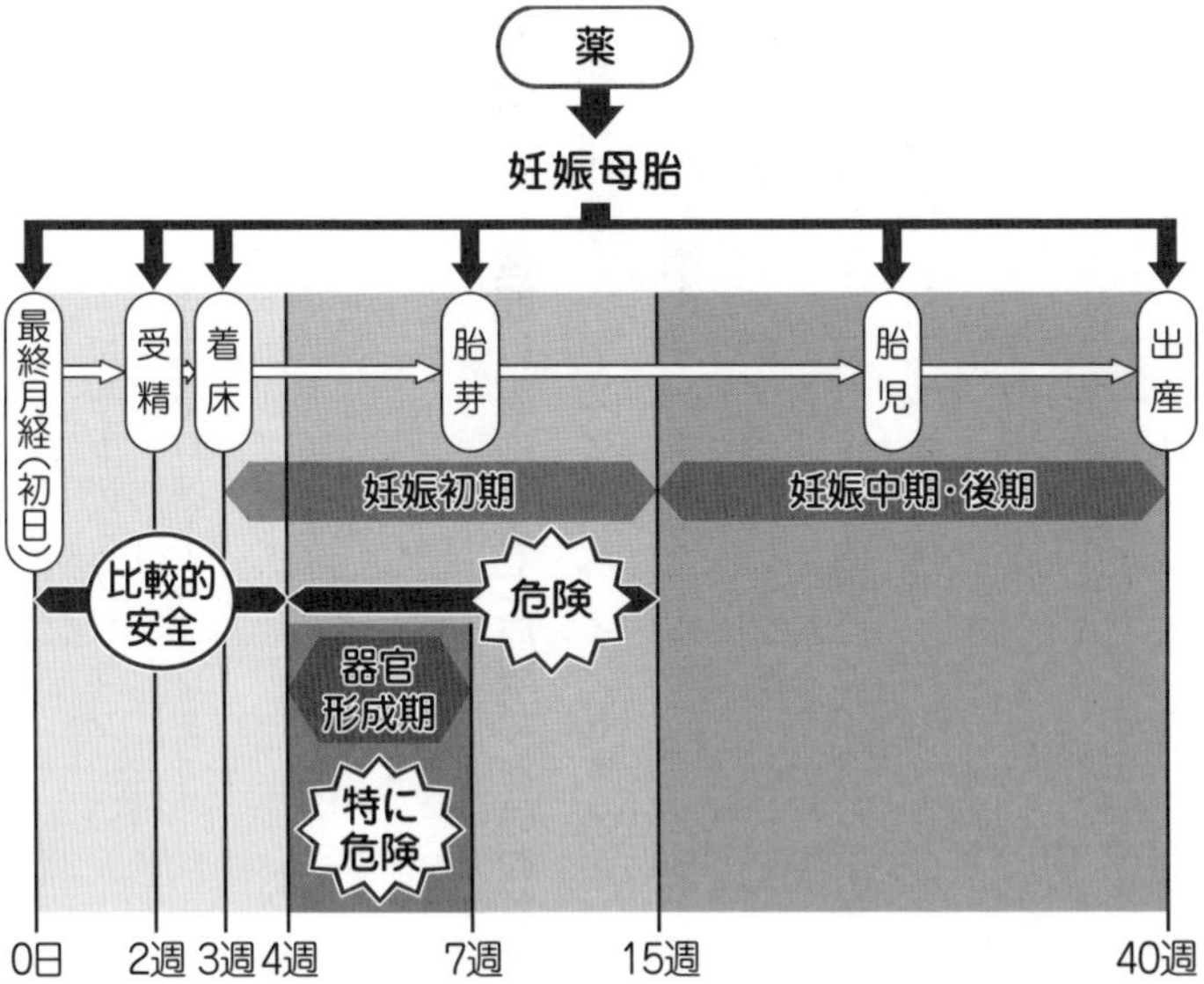

図1 妊娠の時期と薬の使用に注意がとくに必要な時期の関係

・医師は細心の注意を払って、安全かつ有効と認められる薬を処方します。
・必ず、医師の処方・指示で服用してください。
・自分の判断で薬を買って服用することは、絶対に避けてください。

妊娠中に服用しても比較的安全といわれている薬

抗菌薬（抗生物質）……ペニシリン系、セフェム系（第一世代）

抗ヒスタミン薬……クロルフェ

ニラミン
解熱鎮痛薬……アセトアミノフェン
咳止め……デキストロメトルファン
下剤……ジフェニルメタン
副腎皮質ホルモン……デキサメサゾン、プレドニゾロン

妊娠中期、後期に服用すると危険だといわれている薬

解熱鎮痛薬……アスピリン、インドメタシン
抗てんかん薬……バルビツール酸類、プリミドン
抗不安薬……ベンゾジアゼピン系
抗菌薬（抗生物質）……テトラサイクリン系、アミノグリコシド系
血圧降下薬……フロセミド
抗凝固薬……ワーファリン
抗結核薬……リファンピシン

胎児に影響することがわかっており、服用すべきでない薬

抗甲状腺薬……プロピルチオウラシル、メチマゾール
ヨウソ化合物……ヨウ化カリウム、ヨウ化ナトリウム
その他……男性ホルモン、卵胞ホルモン、黄体ホルモン、合成エストロゲン、サリドマイド、有機水銀化合物、抗がん剤、ペニシラミン、インフルエンザワクチン、乾燥弱毒性麻疹ワクチン

Q39 小児に薬を飲ませるときに気をつけることはありますか？

A 乳幼児に薬を飲ませにくいことがありますが、工夫によって上手に与えることができます。その投与方法の例を**図1**、**図2**に示しますので、参考にしてください。

小児に薬を飲ませるときの注意事項

①ミルクや離乳食などの主食に混ぜると、ミルクや離乳食嫌いの原因になるので避けてください。

②粉ぐすりや水ぐすりは、飲みやすくするために砂糖やジュースを加えても結構ですが、とくに乳児で下痢をしているときには避けてください。

③授乳後は満腹のため飲まないことがありますので、医師と相談して、空腹時や食前に飲ませても結構です。

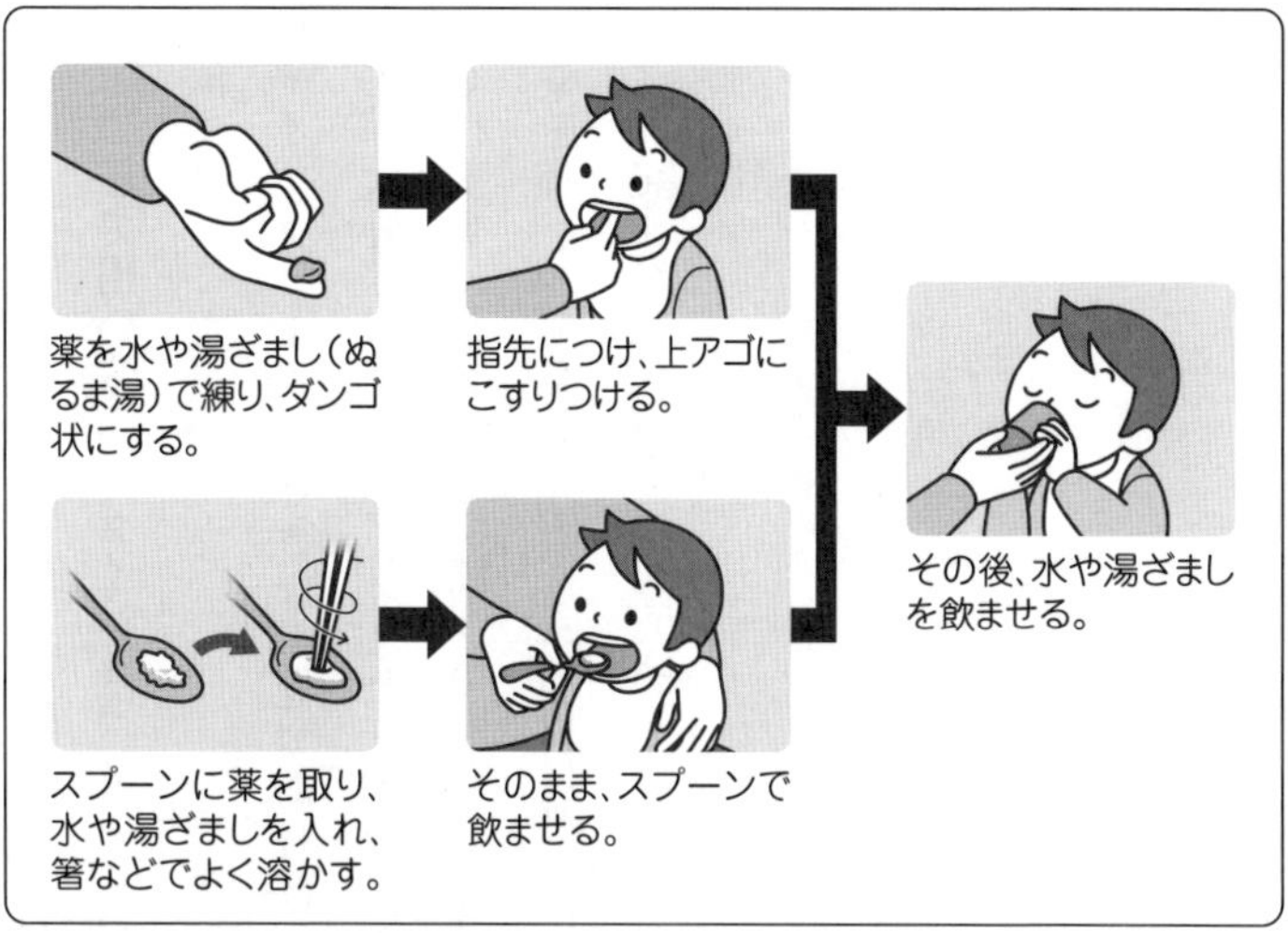
薬を水や湯ざまし(ぬるま湯)で練り、ダンゴ状にする。
指先につけ、上アゴにこすりつける。
スプーンに薬を取り、水や湯ざましを入れ、箸などでよく溶かす。
そのまま、スプーンで飲ませる。
その後、水や湯ざましを飲ませる。

図1 粉ぐすりの投与例

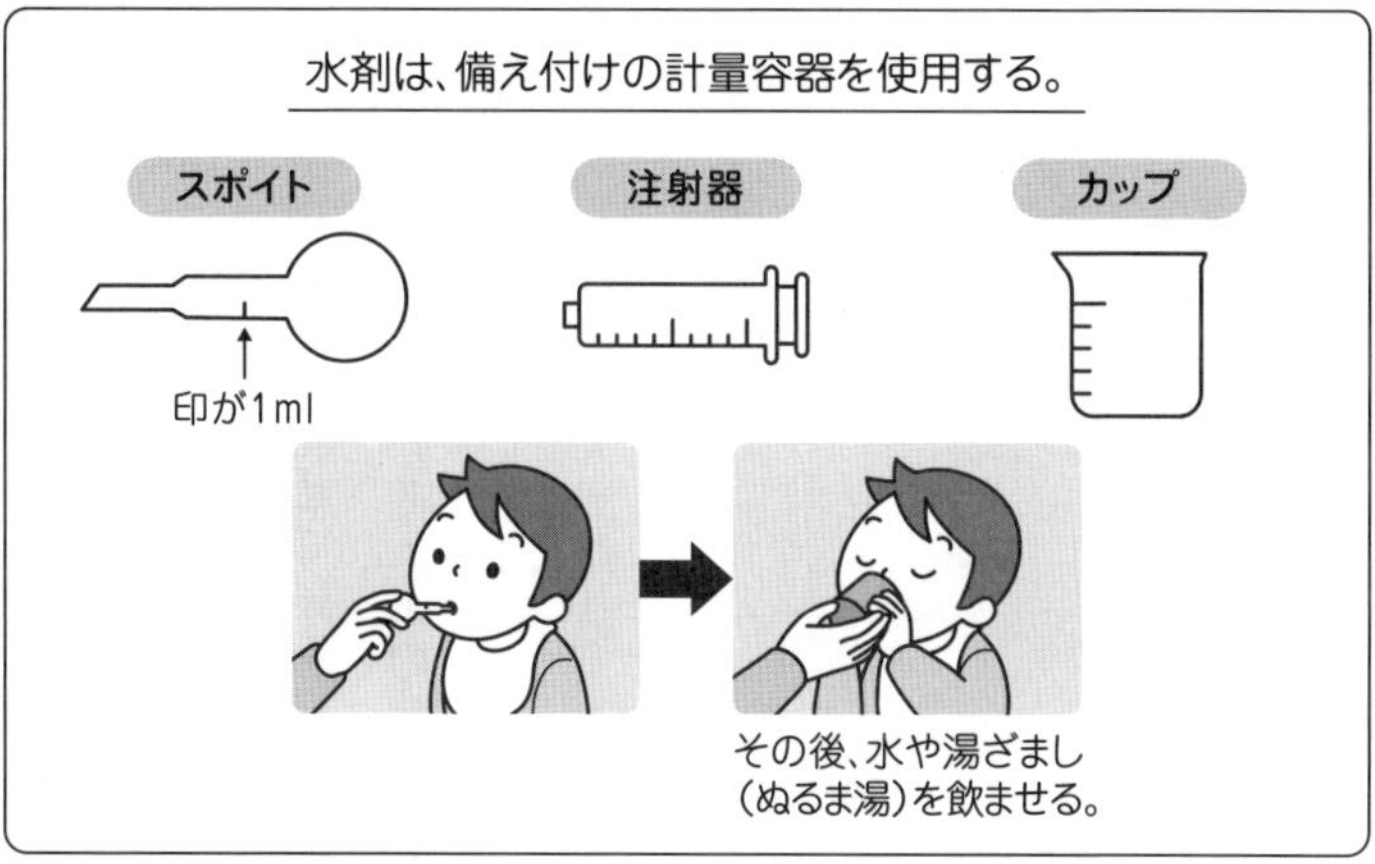
水剤は、備え付けの計量容器を使用する。
スポイト
注射器
カップ
印が1ml
その後、水や湯ざまし(ぬるま湯)を飲ませる。

図2 水ぐすりの投与例

④粉ぐすりの中には、服用時に溶解または懸濁（液体の中で薬の微細粒子を分散させること）して用いる「ドライシロップ」という製剤もあります。この場合には、指示通りに飲ませてください。

⑤アイスクリームの好きな小児であれば、薬をアイスクリームに混ぜて与えても結構です。大好きなアイスクリームで小児の気を引き、冷たい舌ざわりが薬本来の味を消してくれます。薬を非常に嫌う小児も、意外と簡単に服用することができます。

⑥薬を嫌がって激しく泣く乳幼児に無理に飲ませると、薬が気道に入ったりすることがあるので十分に注意してください。

ワンポイント講座

服薬の原則とは

薬は「正確に」「指示された量を」「残さずに」服用することが大切です。少なくとも小学校に入学したら、「なぜ」「どうして」薬を飲まなければいけないかを十分に理解できるようにして、だますような与え方は避けることが重要です。

「薬は薬としてきちんと飲む」、これが「服薬の原則」です。このことを忘れないようにしましょう。

Q40 小児が誤って薬を飲んでしまいました。どうしたらよいでしょうか？

A

慌ててはいけません。実際に飲んだかどうかを確かめてください。薬がどこかに落ちていませんか？

◆塗り薬の場合……比較的安全です。少しなめたくらいなら特別な手当の必要はありません。

◆飲み薬や坐薬の場合……小児が誤って口に入れる薬の量は二〜三錠、多くても一〇錠程度です。しかし、大人用の薬には、小児に処方する量の何倍もの成分が含まれているものがあります。危険の程度や現れる症状も薬によって違います。素人判断をしないようにしましょう。

◆薬の成分を知るために……外箱、包装、説明書、飲み残りの薬や、それに書いてある記号などが手がかりとなります。

医療機関に行く前に家庭で行える処置

小児が飲んだ薬を吐かせて体の外へ出すと、薬の害を少なくすることができます。

①胃の中が空っぽだと吐かないので、水を一〇〇～一八〇ml飲ませます（食塩水や辛子湯は効果がないばかりか、害になることがありますので飲ませないようにします）。

②小児をうつ伏せにして膝の上に抱き抱えます。イラストのように頭のほうを腰より低くします。これは、吐いたものが気管に入らないようにするためです。

③指を小児の口の中に入れ、舌の付け根を下の方に向かって強く押すように刺激します。吐かなければ、二～三度繰り返します。吐いても吐かなくても、このあとは医療機関へ連れて行き、医師の診断を受けましょう。

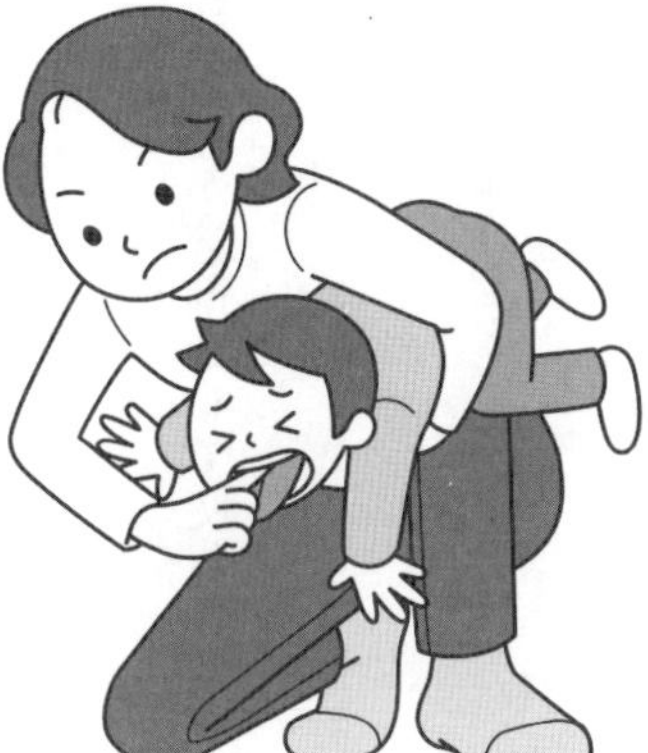

こんなときは吐かせてはいけません

・意識混濁があるとき
・石油製品（灯油、シンナー、ベンジンなど）または石油製品が溶剤として使われているもの
・強酸や強アルカリを飲んだとき（トイレ用洗浄剤にもある）
・痙攣（けいれん）を起こすような薬を飲んだり、痙攣を起こしかけているようなとき

日頃からの注意点

・薬を小児の手の届かないところに保管する
・薬をお菓子などの容器に保管しない
・小児に薬を飲ませるときに、「お菓子（キャンディー）だからと言ったり、シロップ剤を「ジュースだよ」などと言って飲ませない
・小児の目の前で薬を飲まない（小児は大人のまねをするので）

などに気をつけて、誤飲を防ぎましょう。

Q41 高齢者が薬を飲むときに注意することはありますか？

A

高齢者では、薬の副作用や思いがけない反応が、一般成人の人たちに比較して多く認められます。その理由として、次のようなことが考えられます。

①高齢者では、薬の体内での動き（薬物動態）が加齢に伴って変化し、薬の作用が強く出すぎたり、長時間続いたりします。
②生体の薬に対する感受性が加齢に伴って変化することがあります。
③老化により多くの疾患・病態を有する人が多くなります。したがって、多くの薬物が併用されるようになり、そのために、薬の副作用の出現する頻度が高まります。
④老化に伴って種々の生理機能が衰えます。

加齢に伴う体内での薬物動態の変化

加齢に伴って薬物動態は次のように変化します。

①代謝されることなく腎臓から尿中に排泄される比率の高い薬（たとえば、ゲンタマイシン、アミカシンなど）では、成人に達したあとは、腎臓から薬物を排泄する機能が、加齢とともに低下していきます。

②主として肝臓で代謝されて作用が消失する薬でも、薬によっては加齢に伴って代謝が遅れ、そのために薬理作用が強く出現したり、必要以上に長く薬の作用が持続することがあります。

③薬の代謝や排泄が加齢によってどの程度遅れるかは、年齢だけからは予測が困難です。その理由は、加齢の薬物動態に及ぼす影響には、個人差が非常に大きいからです。また、高齢者では記憶違いが生じやすく、そのために薬を飲みすぎたり、飲み忘れたりすることがあります。飲み忘れや勘違いを防ぐためには、ご家族の協力や種々の工夫（例：薬を飲む曜日と時刻を記した箱に薬を並べるなど）が必要になります。

ワンポイント講座

高齢者の服用に関する注意点

高齢者が薬を効果的に使用するためには、自分の生理機能の老化に伴う薬物動態と生体の薬物に対する感受性の変化の程度に応じて、投与量・投与間隔の細かい調節を主治医にしてもらうことが大切です。

「自分が若い頃に飲んでいた方法だから、これでいいだろう」と判断することは危険です。高齢者の方は自分の個人的な判断に頼らずに、医師と十分に相談して、自分に合った薬の使用方法を見つけてください。

Q42 「かかりつけ薬局」とは?

A 薬に関するあらゆる相談に応じ、情報提供をしてくれる薬局のことです。「かかりつけ医」（主治医）は、あなたが病気になったときや健康管理に関する心強い味方ですが、「かかりつけ薬局」はあなたが使う薬の面から健康管理をサポートしてくれます。あなたの便利な場所にかかりつけ薬局を持ち、医療機関から処方してもらう薬をすべて、同じかかりつけ薬局からもらうようにすることが、活用する際に重要なポイントです。

かかりつけ薬局の利点は？

・あなたの使った薬の記録（薬歴）を作成して、管理してもらえます。
・いくつかの医療機関や診療科で、重複して薬が処方されたり、飲み合わせ（薬物相互作用）（Q7参照）によるリスクや副作用（Q31参照）を未然に防ぐことができます。
・顔馴染みになった薬の専門家である薬剤師から、服薬指導を気楽に受けることができます。
・いつでも、薬の副作用情報や健康に関する情報をもらえます。

かかりつけ薬局を選ぶ際の目安として

日本薬剤師会が、かかりつけ薬局をあなたが選ぶ際の目安として、基準に合う薬局を「基準薬局」として制度を作り、認定しています。基準薬局のマークとして、青色の十字の印の看板（図1）が出ています。

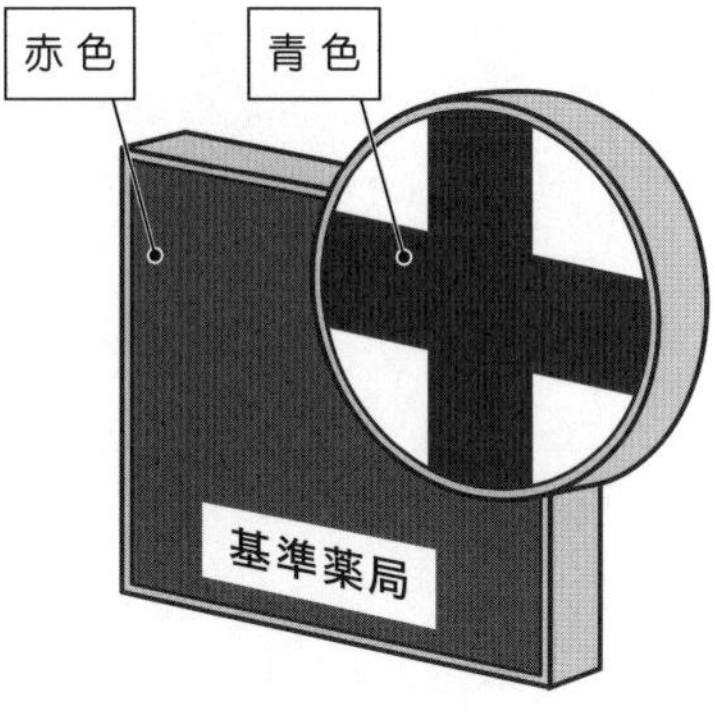

図1 基準薬局のマーク

Q43 「おくすり手帳」(お薬手帳)とは?

A

「おくすり手帳」(お薬手帳)とは、自分の使っている薬の名前・量・日数・使用法などを記録した手帳のことです。この手帳を活用することには次のような利点があり、「基準薬局」(Q42参照)でもらうことができます。

おくすり手帳の内容

◆医療機関の医師の書いた処方内容
　調剤日・調剤薬局名・処方箋発行医療機関名・薬剤名・薬剤の用量・用法・日数・ジェネリック医薬品(*)か否かなど。

◆使った薬の副作用歴(Q31参照)

◆使った薬のアレルギー歴(Q32参照)

◆主な既往歴

おくすり手帳を使う利点は？

・いくつかの医療機関や診療科で、薬が重複して処方されたり、飲み合わせ（薬物相互作用）（Q7参照）によるリスクや副作用を予防したり、減らすことができます。

・薬による副作用歴、アレルギー、過去にかかった病気などの情報の記録になります。したがって、医師の診察を受ける際に提示すると、より的確な判断の助けになり、あなたを守ることになります。

・旅行中や、災害のとき、急病で医師の診察を受けるときなどに、自分の使っている薬の情報を正確に医師に伝えることができます。

おくすり手帳の使い方のポイント

①おくすり手帳は一冊にまとめて使うこと
薬の重複や飲み合わせ（薬物相互作用）によるリスクや副作用を減らすためです。

②医療機関、薬局に行くときは忘れずに持参すること

医師による的確な診断と治療に役立つようにするためです。

③一般用医薬品（市販薬）やサプリメントを買うときも持参すること

薬剤師が参考にして、適切なアドバイスをもらえるようにするためです。

④アレルギーや副作用歴は必ず記録すること

薬の副作用の予防に役立つようにするためです。

用語解説

＊ジェネリック医薬品　これまで使われてきた新薬（先発医薬品）の特許が切れたあとに、製薬会社が製造・販売する後発医薬品のこと。厚生労働省から「先発医薬品と同じ有効成分を同量含んでおり、（先発医薬品と）同等の効能や効果が得られる」と認められた医薬品。

第2部

薬が生まれるまでのプロセス
～創薬の物語～

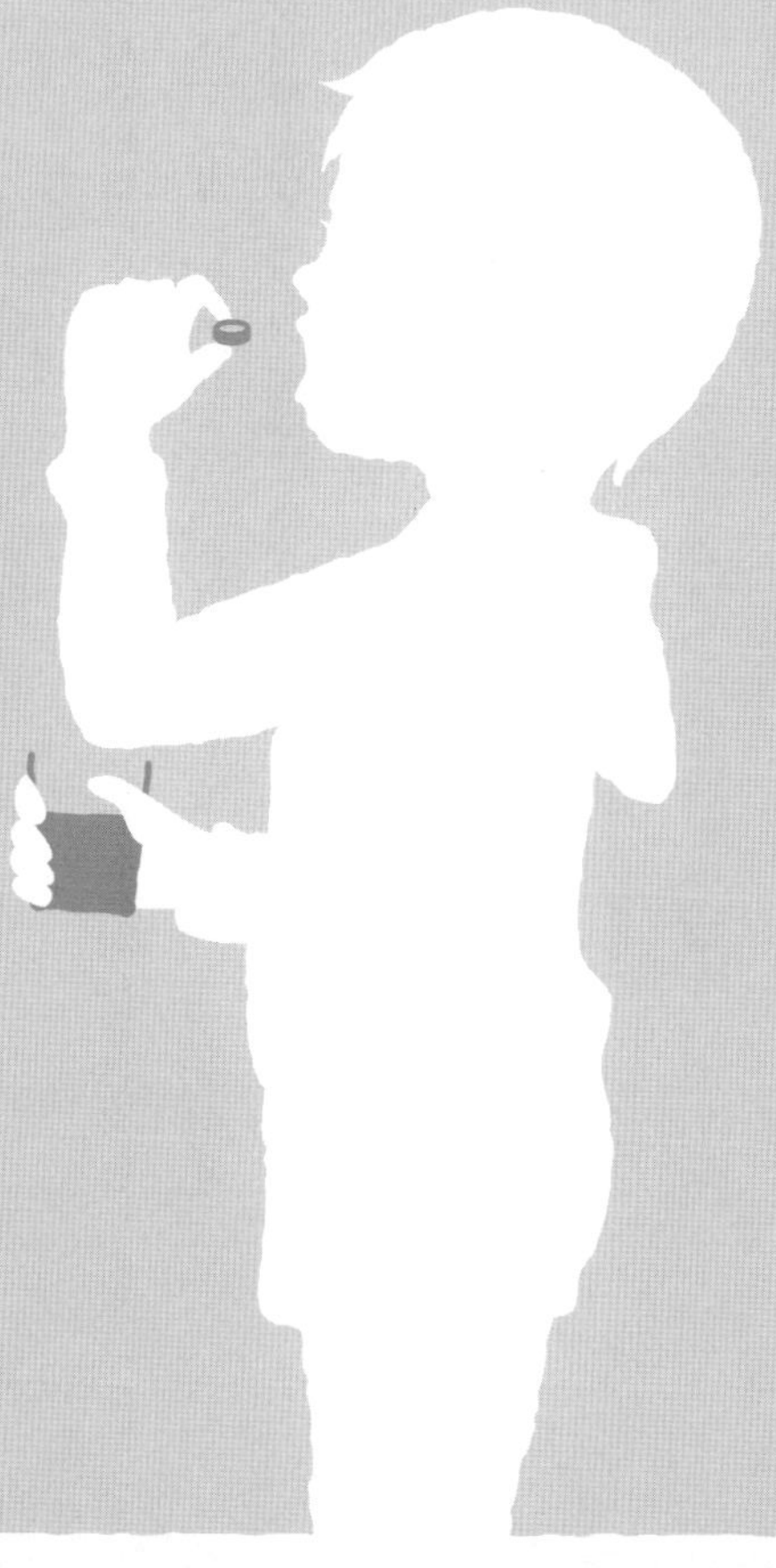

第１章　薬ってなあに？

人類はつねにクスリを求めてきた

人類の最も古い医薬の記録とされるのは、古代エジプトのミイラの脚の間から発見されたエーベルス・パピルスといわれています。紀元前一五五〇年頃、いまから約三五六〇年も前に作られたもので、アヘンの原料となるケシをはじめ、身の回りにあるさまざまな植物が病気の治療に利用されていたことが記載されています。

もちろん、古代エジプトに限らず、世界中あらゆるところで、草木、虫、魚、獣、鉱物、菌類などいろいろなものが、薬としての役割を果たすものとして用いられてきました。人間以外の動物、たとえばサルやイヌなどにも具合が悪いときに食べるものがあるようですが、人類はつねにクスリというものを求めてきたと言っても過言ではないでしょう。

これら古代のクスリは、生活文化の一部として経験的に使われるようになったものと思われますが、一九世紀初頭、ドイツの薬剤師ゼルチュルナーがアヘンに含まれる有効成分の抽出に成功し、「ある物質を化学的に分析して有効成分を抽出する」という薬学の基礎が確立されるきっかけになりました。このアヘンから抽出された有効成分は、眠りの女神モルフィウスの名にちなんで「モルヒネ」と名付けられました。

その後、さまざまな天然資源から重要な有効成分が次々に発見され、有効成分を化学的に作り出す合成医薬も登場、二〇世紀に入ると、治療法のなかった感染症に効果のある抗菌薬（抗生物質）が発見され、ワクチンの開発や、ビタミン、ホルモンの発見により、病気をコントロールしたり予防したりできるようになりました。

意外に思われるかもしれませんが、ビタミンが初めて発見されたのは一九一〇年、人類の長い歴史を考えると比較的最近のことです。一七〜一九世紀には、病気の予防のために野菜や果物の摂取が必要なことは経験的にわかっていましたが、現在のビタミンB_1にあたる有効成分を米ぬかから発見したのが最初で、発見したのは鈴木梅太郎という日本人の博士でした。

薬のルーツは食べ物

薬のルーツは何でしょうか。それは食べ物なのです。自然界にある食べ物の中で、経験的に健康にいいとわかっているもの、症状を和らげるとわかったものが、医療に用いられてきました。ビタミン類もその一例です。

このような例は現代でも見られます。日本をはじめ世界中にはさまざまな民間療法や民間薬がありますが、それらの中にはある程度科学的に効果が示されているものもあります。また、スパイスとして使われているものの中には漢方薬に使われているものもあり、前述のエーベルス・パピルスには、さまざまなハーブについての記載もあります。食べ物にはさまざまな栄養成分がありますが、科学的にはまだ証明されていないものの、食べ物の中にある何らかの成分が、今後、薬として利用される可能性もあります。

かつては、こういう症状のときにはこの食べ物を、という具合に食べ物という形で有効成分を取り込んでいたものが、やがてもっと効率よく体内に取り込んで効き目を高めるために、有効成分を抽出したり合成したりして、「薬」という形になりました。最近は、もともとは自然界にないものさえ化学的に合成されて、薬となっています。

もともと食べ物として利用されてきたものから作られた薬であれば、ある程度は安心して服用してもいいかもしれません。「ある程度」というのは、一〇〇パーセント安心していいというわけではないからです。

食べ物でも、食べ合わせによっては、体に害を及ぼすものがあります。塩でも砂糖でも、どんな食べ物でも、食べすぎは体によくないように、薬にも適量があります。

さらに、食べ物によってアレルギー反応が起きることがあるように、薬によって体に好ましくない反応が現れることがあります。一般に副作用といわれているものです。アレルギー反応＝副作用ではなく、副作用については別の項でお話ししたいと思いますが、どのような薬にも副作用があることを忘れてはいけないと思います。副作用のない薬はありません。

食用にするものから作られた薬でも、このように完全に安心できるものではありません。

しかも現在使われている薬の多くは、もともと人間の体には存在しないものです。ホルモンのように、もとから体の中にある生体内物質が薬として用いられている場合もありますが、それでさえ、過剰に摂取すると悪影響が現れます。

薬という言葉は、逆から読めば「リスク」になります。薬はリスクを内蔵しているというように考えるのがよいのではないでしょうか。薬は上手につき合えばとてもよいものですが、使い方を誤れば危険を伴うというわけです。

現在のように化学的な方法で生まれた薬が病気の治療に使われ始めて、まだ長い歴史があるわけではありません。薬を妄信してむやみやたらに使うのではなく、また薬は使わないほうがいいと敵視するのでもなく、どう使っていけばいいのか、どうすれば薬はもっと安全で有効なものになるのか、人類全体が長い目で考えていく必要があると思うのです。

症状の陰にあるもの

テレビや雑誌はさまざまな健康情報であふれています。「こんな症状があるときは、こんな病気に注意をしよう」「これを食べれば（飲めば）こういう症状はなくなる」など、少しでも症状があることが、さも問題であるかのように扱われています。

マスコミばかりではありません。症状が気になって医者に診てもらえば、医者もすぐに薬を出して症状を取り去ろうとします。薬をもらわないと納得できない患者さんも多いので、医師と患者さんの合作による現象と思います。

確かに、頭痛や肩こり、吐き気、下痢などの症状があるのは不快ですし、何か大きな病気ではないかと心配になったりします。

しかし多くの症状は、必要があって出ているのです。たとえば頭痛や肩こりは、仕事のしすぎや疲れが原因になっていることが多いものです。「もっと体を大事にしないと大変なことになりますよ」と体が警告を発しているのです。それなのに薬で症状を治すだけで、根本的な問題をそのままにしておいては、それこそ取り返しのつかない病気を招く可能性があります。

また、吐き気や下痢は、食べすぎ・飲みすぎが原因のことがあります。その食べすぎや飲みすぎの後始末を薬に頼るというのは、本来おかしなことではないでしょうか。

私が専門にしている心身医学の領域でよく扱う病気に、「自律神経失調症」というものがあります。頭痛や肩こり、耳鳴り、息苦しさ、動悸、ほてり、不眠など、全身にさまざまな症状が慢性的に現れる病気です。患者さんによって訴える症状はいろいろで、同じ患者さんが次々にいろいろな症状を訴えることもあります。

しかし検査をしても、体のどこにも異常を発見することはできません。自律神経のバランスが悪くなっているのだろうということで、自律神経失調症と呼ばれています。自律神経とは、呼吸や体温調節、心臓の拍動、食べ物の消化など、生命を維持するのに必要な働きをつかさどっている神経のことです。

自律神経のバランスが乱れる原因はいろいろとありますが、とくに大きな原因はストレスです。ストレスがさまざまな症状を引き起こしています。

ストレスについて

ここで、「ストレス」について少しご説明しようと思います。

「ストレスが溜まっている」など、私たちは常日頃から頻繁にストレスという言葉を口にしますが、ストレスというのは、もともとは物理学分野で使われていた言葉で、「物体に外力が加わったときに生じる物体のゆがみやねじれ」を意味していました。それを一九三〇年代にハンス・セリエというカナダの生理学者が医学の分野に持ち込み、肉体的・精神的な刺激（ストレッサー：ストレス刺激）によって生じた心身のゆがみのことをストレスというようになりました。なお、日本では、一般に肉体的・精神的な刺激のことも、それによって生じる心身のゆがみのことも、合わせてストレスといっています。

この肉体的・精神的な刺激を受けたときの生体反応を、セリエは三つの段階に分けて説明しています。

ストレッサーが加わると、ストレス状態になり、最初、身体の機能は一時的に低下しますが（警告反応期）、身体はもとに戻ろうと抵抗し、ストレスをはね返します（抵抗期）。しかし、このときの抵抗力は、ストレスを受けていないときよりも強まります。しかし、そのストレスが強すぎたり、弱くても長く続いたりすると、抵抗力はだんだんと弱まり、心身にゆがみが生じてしまいます（疲弊期）。

この心身のゆがみの現れ方は、人によって異なります。不安や憂うつ感、不眠などの精神症状が現れることもあります。うつ病はその典型的なものです。また、疲労感や頭痛、肩こりといった身体的な症状となって現れることもあります。ひどくなると、胃・十二指腸潰瘍、過呼吸症候群、過敏性腸症候群などの心身症となってしまいます。そのほか、アルコールやタバコの量の増加、やけ食い、ギャンブルにのめり込むなど、行動に現れることもあり、これも病気に結び付きかねません。

このように考えると、何らかの症状が出ている場合、薬だけに頼るのはよい解決法とはいえない、ということがよくわかるのではないでしょうか。薬で辛い症状を和らげることも必要ですが、その症状が現れている原因を放っておいたままでは、多くの場合、症状が繰り返し起きることになります。なぜこういう症状が現れているのか、どういうときにその症状が起きやすいのかを考え、その症状が起きないように生活を工夫していくことのほうが大切なのです。

副作用はやっぱり怖いもの？

薬を飲むときに最も気になるのが「副作用」ではないでしょうか。薬の副作用を極端に怖がるあまり、必要な薬さえ飲むのを躊躇してしまう人がいます。また、薬には副作用があってはいけないと思い込んでいる人もいます。あるマスコミの方が集まる会合で、「副作用のある薬が悪い薬だと思っていますか」と出席者に質問したところ、半数以上の人がイエスと答えたことがありました。

「副作用」という言葉を辞書で調べると、「医薬の一定の作用を利用して治療しようとする時、それに伴って、治療の目的にそわないか、または生体に不都合な作用が起ること。またその作用」（広辞苑）とあります。

副作用というからには「主作用」があるわけですが、実ははっきりと分かれているわけではありません。どんな薬にもいくつかの作用がありますが、この作用をこの病気の治療に使おうとして使っているのが主作用です。そしてそれ以外のものが副作用になります。

しかし別の病気では、その同じ薬の副作用だったものを主作用にして使うこともあります。たとえば眠気が副作用である薬は多いのですが、その薬を睡眠薬として使うときは、眠気が主作用になるのです。

一般的に薬の副作用といわれているものには、いくつか種類があります。

一つは、期待していた作用以外の作用が出た場合で、文字通りの副作用です。副作用のすべてが有害なわけではなく、使用を続けることで軽くなり、気にならなくなることもあります。逆に、薬によっては、長期間使用することで副作用が出やすくなることもありますが、副作用が問題になるときは、別の薬に代えたり、副作用を抑える薬を併用したりして対処します。

二つ目は、主作用が強く出すぎた場合です。たとえば高血圧症の人には降圧薬を処方しますが、薬が効きすぎると、血圧が下がりすぎてふらついたり倒れたりすることがあります。薬の量がその人にとって多すぎたために現れる症状で、薬の量を調節したり、服用する間隔を変えたりすることで解決します。医学的にはこのようなケースは薬の効きすぎであり、主作用と副作用を区別する場合の副作用とは異なりますが、一般的にはこれも副作用といっています。

三つ目は、薬に対する生体側のアレルギー反応です。アレルギー反応も、一般的には副作用といわれています。アレルギー反応が起きるのは稀で、誰にでも起こるわけではありませんが、死に至るほどの重篤な症状が出ることもあるため、十分に注意する必要があります。

このほか、副作用ではありませんが、複数の薬を同時に服用すると、薬の作用が強くなったり弱くなったりすることがあります。これは「薬物相互作用」(第1部Q7参照)といいます。

副作用の症状には、軽い眠気やだるさなど、一般的にはそれほど気にしなくてもよいものもあれば、生命に危険を及ぼすようなものまであります。また、自覚できる症状となって現れていなくても、肝臓や腎臓などに障害が起こることもあります。もちろん、期待する作用以外の作用は現れないのがよいのですが、残念ながらまったく副作用のない薬はありません。そのため、効果が出て、しかも副作用ができるだけ出ないように、薬をいかに上手に使用するか、薬といかに上手につき合うか、ということが重要になってくるのです。

第2章 薬が生まれるまで

新しい薬に期待されること

いま、世の中には多くの薬があり、多くの患者さんがその恩恵を受けています。一方で、世の中にはいまだに有効な薬や治療法が見つかっていない病気も数多く存在しており、新しい薬の開発が待ち望まれています。

新しい薬を開発することを「創薬」といいますが、一つの薬の創薬に費やされる時間は一〇年以上、費用は百億〜数百億円、そして一つの新薬を開発するのに検討される化合物の数は二万個にものぼります。その間に何らかの問題が見つかり、新薬の開発まで漕ぎ着けることができない場合もあります。医療機関や薬局で購入する薬の一粒一粒はとても小さなものですが、これだけの時間や費用、労力が凝縮されているのです。

最も開発が期待されているのは、現在、有効な薬のない病気に効果がある薬にほかなりません。よい治療法がない難病で苦しんでいる方もおられます。新しい薬の開発を、首を長くして待ち望んでいる方も大勢おられます。

しかし、そのような薬だけでなく、ほかにもさまざまな薬が期待されています。

一つは、同じ疾患の治療薬であっても、現在使われている薬とは異なる作用メカニズムを持つ薬です。一つの病気や症状に対して複数の薬があれば、患者さんの病気や症状に合わせて薬を選ぶことができます。一つの薬が効かなくとも、ほかの作用メカニズムを持つ薬を使用して効果を上げることができるのです。治療手段が増えることは、患者さんにとって大きなメリットになります。

また、現在使われている薬よりも安全性が高く、少量でも十分な効果を発揮できる薬も求められています。病気によっては薬を長期間服用する必要があるため、薬効は同じでも、少しでも安全性が高いことはとても重要なことです。

さらに、薬効や安全性は同じでも、開発コストが安いという薬も求められています。地球規模で医療を考えると、少しでも安価な薬が求められているのはいうまでもありません。

有効性と安全性の間（はざま）で

薬に最も求められるもの、それは有効性です。ある病気や症状に対して効果がなければ、それは薬とはいいません。

しかし同時に、安全であることもとても重要です。いかにその病気や症状に対して有効でも、体に重大な害を及ぼす毒性を持っている場合は、薬として使用することはできません。

とはいえ、いかなる薬にも何らかの毒性はあるものです。体に何らかの作用をもたらすということは、使い方次第で薬にも毒にもなるということにほかなりません。

そこで実際に薬を開発するときは、有効性と安全性を両てんびんにかけ、患者さんにもたらされるメリットを考えることになります。

たとえば抗がん剤のような薬は、がん細胞をやっつけるのですから強い毒性がありますが、それを上回るだけのメリット（つまり、延命効果）があれば、「臨床的に有用な薬」

ということになります。がんという病気をコントロールすることが第一に求められるからです。一方、高血圧症などの薬は、毒性が最小限でなければ臨床的に有用な薬ということにはなりません。長期間服用する必要があるため、有効性と同じくらいに安全性が重視されます。

このように、病気の種類によって求められる有効性と安全性のバランスは異なってきます。

薬を実際に使用する際にはさまざまな剤形が用いられますが、こうした剤形の違いは薬の有効性と安全性を高めるための工夫の一つです。また、治療の際には、病気の種類や患者さんの状態などに合わせて使い分けます。

一般的に使われている薬の特徴を、薬の剤形ごとに整理すると次のようになります。

①内服薬（錠剤・カプセル剤・顆粒・粉末）

錠剤やカプセル剤などの内服薬は、胃や小腸粘膜から吸収され、肝臓を通って全身に行き渡ります。そのため、効果が現れるまでに一定の時間がかかりますが、保存しやすい、飲みやすいといったメリットがあります。

錠剤は薬を乳糖やデンプンなどと一緒に練り固めたもので、薬の成分が溶け出す時間を調整することもできます。ただし、薬によっては、空腹時に服用すると胃の粘膜を傷つけることがあります。カプセル剤は、固体や液体、粉末状、顆粒状などの飲みにくい薬をゼラチンの容器に入れたもので、胃で溶け出さず、腸で薬が溶け出して体内に吸収されるように工夫することもできます。

②注射剤

胃や腸などの消化器官や肝臓を経由せず、直接血管や筋肉などに薬を投与するため、薬の効果が現れるまでの時間が短く、急いで薬の効果を得たいときや内服できないときに用いられます。

③貼付剤

薬の成分が少しずつ皮膚から吸収されるため、効果の現れ方がおだやかで、また、効果の持続時間は長めです。

④坐剤

直腸粘膜から直腸静脈内に薬が吸収され、肝臓を通らずに大静脈に入るため、錠剤などの内服薬に比べて、効果の現れ方が速やかです。口から投与できないときに坐剤を用いることもあります。

錠剤を服用するときは口を経て胃や腸から、注射剤の場合は血管内に直接、貼付剤は皮膚から、坐剤は直腸から、という具合に剤形によって薬そのものが体内に取り込まれる経路は異なりますが、体内に吸収されると、薬の成分は血流によって体中を巡ります。

吸収されて血液中に入った薬は、薬を作用させたい部位（作用部位）に到達すると効果を発揮しますが、そのためには目的とする部位に一定の濃度の薬が到達する必要がありま す。薬の血中濃度が低いと、薬の作用はほとんど現れません。血中濃度を高めれば薬の作用は強くなりますが、高くなりすぎると副作用が生じます。

そのため、薬の効果が高く、かつ副作用がほとんど起きない血中濃度になるように、薬の投与量・投与間隔を調整する必要があります。薬の効果が高く、副作用がほとんど起きない血中濃度の範囲を「有効血中濃度域」と呼びますが、この有効血中濃度域の幅が広ければ、その薬は安全で使いやすいということになります。薬によっては有効血中濃度域が狭いものもありますが、そのような場合は、定期的に血中薬物濃度を測定しながら薬の用量を増減するなどの工夫が必要になります。

目的とする部位で作用を現した薬は、再び血流によって肝臓に運ばれます。肝臓には解毒機能があるため、薬などの毒性はここで代謝されて弱められます。肝臓を通過した薬の一部は、腎臓に運ばれて尿中に排泄されて、尿となって体外に除去され、また一部は胆汁中に排出されて、便となって体から除去されます。

血液中に入って役目を終えた薬は、このようにして尿や便に混じって体外へ排出されますが、薬を安全に使うためには、この「薬がきちんと体外へ除去される」ということもとても大切になります。薬がどのように体内に吸収され、代謝され、排泄されるかを調べるのが「薬物動態試験」です。

「創薬」の流れ

新しい医療用医薬品が開発されるまでのプロセスは、現在、世界で共通しています。**図1**に、新薬が誕生するまでのプロセスを示します。最初に、将来薬になりそうな新しい物質や成分を発見したり、化学的に作り出したりするための「基礎研究」が行われます。基礎研究は最低でも二〜三年はかかります。

次に、動物を用いた「非臨床試験」が行われます。健康な動物でまずその毒性が、さらに対象とする疾患を持った動物（「疾患モデル動物」といいます）でその薬が持つ効果が調べられ、人間の病気の治療に使用できる可能性を探ります。

その後、健康な人や患者さんを対象にした「治験」で有効性や安全性を確認します。

基礎研究

↓

非臨床試験

実験動物で薬の効果と安全性を調べる。

↓

治験

人で薬の有効性と安全性を調べる。

【第Ⅰ相試験】

数十人以上の健康な人に使ってもらい、薬の性質と安全性を調べる。

↓

【第Ⅱ相試験】

数十人～数百人の患者さんに使ってもらい、
薬の有効性、安全性、至適投与量などを調べる。

↓

【第Ⅲ相試験】

多数の患者さんに使ってもらい、
比較試験を実施して薬の有効性と安全性を確認する。

↓

製造・販売または輸入承認・許可の申請

↓

審査・承認・許可

↓

新医薬品発売

図1 新薬が誕生するまでのプロセス

新規医薬品となる候補物質の有効性と安全性を研究する非臨床試験（動物実験）

非臨床試験とは、ラットやマウスなどの実験動物や培養組織を用いて新規医薬品物質の有効性（薬効）と安全性（毒性）を研究する試験のことです。非臨床試験のあとで人間を対象とした治験が行われます。

実験動物を用いる試験にはいくつかの種類がありますが、その代表的なものは次の通りです。

①一般的な毒性を調べる「単回投与毒性試験」と「反復投与毒性試験」

単回投与毒性試験は主に薬の急性毒性を調べるもので、一匹の動物に対して薬の投与は一回、複数の動物に異なる量を投与し、投与量によって毒性がどのように現れるかを調べるものです。一方、反復投与毒性試験は慢性毒性を調べるもので、一定の投与量を一定期間繰り返し投与し続け、毒性の現れ方を調べます。

②催奇形性を調べる「生殖発生毒性試験」

昔、サリドマイド事件という悲しい薬害事件がありましたが、薬によって奇形が発生するかどうかを動物で調べるのが生殖発生毒性試験です。

生殖発生毒性試験では、三つの段階で毒性を調べます。

一つは卵子や精子に対する毒性を調べます。通常は、卵子や精子に毒性が発現すると、受精が成立しなかったり、受精しても受精卵が子宮に着床しなかったりして妊娠まで至りません。

二つ目は妊娠初期での毒性です。妊娠初期、人間では妊娠約三ヵ月までの時期は体の基本的な臓器が形成される時期で、活発に細胞分裂が行われます。そのため、この時期に毒性が発現すると高い確率で奇形が発生します。サリドマイドの場合は、妊娠初期に投与された母ウサギから、四分の一という高い確率で奇形児が生まれることが、後にわかっています。

三つ目は、妊娠末期および分娩後の授乳期における毒性です。妊娠末期の胎児への影響と、授乳期に母乳を通してどのような影響があるかを調べます。

③その他の毒性試験

動物を用いたそのほかの毒性試験として、薬の影響でがんが発生しないかどうかを調べる「がん原性試験」、アレルギー反応を起こさないかどうかを調べる「抗原性試験」、DNA損傷によって染色体や遺伝子に異常が起きないかどうかを調べる「変異原性試験」、依存性がないかどうかを調べる「依存性試験」、注射剤などの場合は局所に刺激がないかどうかを調べる「局所刺激性試験」などさまざまなものがあります。

④有効性を調べる「薬効薬理試験」

①〜③まではその薬の毒性を調べるものですが、薬に最も求められるのは病気に対する治療効果です。薬効薬理試験はその薬に期待される薬効について調べるもので、その薬が具体的に体にどのように作用するかという作用メカニズムを明らかにしたり、投与量の違いによる作用の出現の仕方などを調べます。

⑤副作用を調べる「一般薬理試験」

薬は血液によって体のあらゆるところに運ばれます。その結果、その薬で期待している作用のほかにも、ほかの臓器でさまざまな作用を及ぼすことがあります。一般薬理試験は、目的としている作用以外に体にどのような作用をもたらすか、いわゆる副作用について調べるものです。

⑥薬の吸収や代謝・排泄などを調べる「薬物動態試験」

薬は、体内に吸収されると、血流によって目的とする作用部位に到達して効果を発揮し、さらに肝臓で代謝され、腎臓を通して体外に排出されます。薬物動態試験はこうした体内での薬の動きを調べるもので、薬が必要な濃度で目的とする部位に到達しているか、代謝されたり体外へ排出される速さなどを調べます。

非臨床試験の役割は、薬の有効性や安全性を人で調べる前に動物で調べ、臨床での有用性を予測することです。人と動物では薬物動態や薬に対する感受性が異なりますが、そのことを踏まえたうえで臨床での有用性が予測できる場合は、次に人での治験に移ります。

「治験」という名の臨床試験：人を対象に有効性と安全性をテストする

人を対象にした研究を「臨床研究」といいますが、臨床研究の中で、薬を投与するなどの介入を行い、その介入の影響を調べる目的で行う前向きの研究が「臨床試験」です。また、その臨床試験の中で、厚生労働省から製造販売の承認を得るために行う臨床試験を「治験」といいます。つまり治験は、新しい薬の候補物質の有効性と安全性を人で調べる臨床試験のことです。

一九九七年以降、わが国の医薬品の臨床試験（ただし、治験の部分のみ）の実施方法を、日米欧の間で同じ基準の下で行うようになりました。そして、薬事法の中に入れて、法制化しました。この新しい「医薬品の臨床試験の実施の基準」のことを「新ＧＣＰ」

といいます。それまでの基準に比較すると、被験者保護の点でも、科学性の点でも、信頼性と透明性の点でも、一段と厳しいものになりました。

治験を含む臨床試験には、四つの段階があります。

第Ⅰ～第Ⅲ相試験は、薬が製造販売される前に行われる製造販売前の臨床試験で、この第Ⅰ～第Ⅲ相試験が「治験」にあたります。治験で使用される薬剤は「治験薬」と呼ばれています。比較対照試験の治験であれば、臨床試験で調べたい治験薬は「被験薬」、対照群に使用する治験薬は「対照薬」と呼ばれます。

治験の終了後、厚生労働省へ承認申請を行い、専門家による審査を経てその治験薬は「薬」として正式に認められますが、薬の製造販売後にも臨床試験は続けられます。それが製造販売後臨床試験と呼ばれるものです。

なお、臨床試験に参加してくださる方のことを一般には「被験者」と呼んでいますが、私どもは「創薬ボランティア」（第Ⅰ～第Ⅲ相臨床試験の被験者）、「育薬ボランティア」（製造販売後臨床試験の被験者）と名付けています。

被験者に「ボランティア」という言葉を用いたのには二つの理由があります。ボランティアというと、日本では一般的に「無報酬で他人のために働く」という意味で捉えられることが多いと思いますが、ボランティア（volunteer）という言葉のもともとの意味は、「自発的意思で参加する」ということです。国際的には無償か有償かということは問われていません。医学の倫理的な規範となっている世界医師会のヘルシンキ宣言（二〇〇〇年エジンバラ改定）では、「The subjects must be volunteers.（被験者はボランティアでなければならない）」と明記してあります。この場合のボランティアとは自発的意思で参加するという意味で、この精神を明確に出したいと思ったからです。

また、ボランティアという言葉を用いたもう一つの理由は、治験を含む臨床試験に参加していただくことは、自分のためというよりも、未来の医療の発展に貢献することを意図した行為であり、薬を創り、薬を育てることの大切さを多くの方に理解していただきたいという思いからです。

①第Ⅰ相試験

数十人以上の健康な成人、通常は男性に創薬ボランティアとなってもらい、治験薬を投与するのが第Ⅰ相試験です。

第Ⅰ相試験の主な目的は次の通りです。

①安全性（どのような副作用がどの程度あるか、重篤な副作用はないか）を確認する。
②人体での薬物動態（薬の成分がどのように吸収され、各器官に分布し、代謝され、排泄されるか、吸収される速さや量、代謝・排泄されるのに要する時間など）を確認する。

具体的には、治験薬を少量から投与して徐々に増やしていき、さらには一定期間同じ量を毎日定期的に投与したりしながら、治験薬の作用や安全性を確認します。動物実験ののち、初めて人を対象に行われる試験ですので、慎重に慎重を重ね、数十人以上の健康ボランティアを対象にして、二十四時間体制で観察し、データを収集して解析します。

なお、抗がん剤の開発の場合には、第Ⅰ相試験からがんの患者さんに創薬ボランティアをお願いして行われます。また、女性が創薬ボランティアになる場合には、胎児への影響が無視できないため、一般には閉経後の女性にボランティアになっていただきます。

②第Ⅱ相試験

治験薬による薬効が予測される患者さん（通常は数十人〜数百人）に創薬ボランティアになってもらい、第Ⅰ相試験で安全性が確認された用量の範囲内で治験薬を投与します。

第Ⅱ相試験は、前期と後期に分けられます。前期第Ⅱ相試験は、比較的少数の患者さんに低用量を投与することから始め、その後、投与量を増やしたり、投与期間を延ばしたりして実施する「探索的試験」です。一方、後期第Ⅱ相試験は、至適用量を決定するためのもので、「用量設定試験」とも呼ばれています。

前期第Ⅱ相試験の主な目的は次の通りです。

①適応症（対象となる疾患や症状、病態）や、投与量、投与方法（投与回数、投与期間、投与間隔）などの目安を立てる。

②投与後、薬効が発現するまでの時間や、副作用が現れないかなど、有効性や安全性を観察する。

後期第Ⅱ相試験で最適と考えられる用量が決められ、次の第Ⅲ相試験で有効性の確認が行われます。

③第Ⅲ相試験

第Ⅲ相試験では、第Ⅱ相試験で得られた治験薬の用量や用法を使って、多数の患者さんに創薬ボランティアとなってもらって有効性を確認します。

第Ⅲ相試験の目的は、「治験薬の有効性と安全性の確認をする」ことです。また、治験薬の効果をより正確に評価するために、すでに承認されて市販されている同様の薬効があるほかの薬との比較試験をしたり、対照群にプラセボを用いた比較試験などを行います

（プラセボについては186～192ページを参照）。

さらに、実際の臨床における治療に近い形で確認・評価するために、さまざまな合併症を持つ患者さんに被験者になってもらったり、半年～一年などの長期にわたる治験（長期投与試験）を行うこともあります。

第Ⅲ相試験は、第Ⅱ相試験で設定した用量や用法についての検証が行われるため、「検証的臨床試験」とも呼ばれています。

治験段階の臨床試験では、このように段階的に手順を踏みながら、治験薬の有効性と安全性が確かめられていきます。しかし治験の途中で、患者さんの症状が悪化、あるいは別の症状が出てくるなどのさまざまな問題が生じることもあります。

患者さんにとって好ましくない問題が生じたときは、治験に関係のないようなことでもすべて「有害事象」として記録されます。たとえば、感冒にかかった、転んでけがをした、交通事故に遭ったなどのこともすべて有害事象として記録されます。というのは、薬の影響で体の抵抗力が落ちたためかもしれない、薬の影響でふらついて転んだのかもしれないなどと考えることもできるからです。つまり、患者さんに起こったよくないことは、因果関係を問わず、すべて有害事象として記録しておくのです。治験の段階では、被験薬に対して、いわば「疑わしきは罰する」という姿勢で対応するのです。なお、有害事象で使われている「有害」という言葉の意味ですが、実際に有害なものももちろんありますが、有害とはいえない程度の「好ましくない事象」も含んだ言葉です。

治験薬が原因でその有害事象が起こったかどうかの判断は、実際には難しいため、すぐに結論が出ないことも多いのですが、その因果関係が合理的に否定されない限りは、すべてその治験薬が原因で起きているもの（副作用）とみなして、治験の段階ではデータを解析します。こうした情報を積み重ねておけば、将来、情報がもっと増えた段階で、より確かな判断を下す際の手がかりとなります。

市販後にも薬の臨床試験は行われる

すべての試験をクリアした薬は、厚生労働省への製造販売承認の申請を行います。厚生労働省による審査・承認・許可を経て、新薬として市販されますが、市販された後も、製造販売後臨床試験と製造販売後調査により、長期にわたって有効性や安全性、副作用などに関する情報を集めて、より広い病態での薬の有用性や併用薬の影響などを評価していきます。これが、第3部で詳しく説明する「育薬」の段階です。

この製造販売後臨床試験では、「真のエンドポイント（true endpoint）」を使って評価します。エンドポイントとは、その薬に効果があるかどうかを評価するための評価指標のことです。「真の」とついているのは、その薬が人に対して本当に価値のあることを示す評価項目であるという意味です。たとえば、高血圧症治療薬や高脂血症治療薬であれば、血圧や血中コレステロール値を下げるというだけでなく、本当に動脈硬化に基づく心血管系の合併症のイベントが減少して、延命効果があるかどうかを評価する指標だからなのです。

一方、一般に、第I～第III相試験、つまり治験の段階では、真のエンドポイントではなく、「サロゲートエンドポイント（surrogate endpoint ＝代用のエンドポイント）」を使用します。

たとえば高血圧症治療薬のサロゲートエンドポイントは、血圧が実際に下がるかどうかということです。血圧が高いと、さまざまな心血管系の合併症が起こってそれが命取りになりやすいため、血圧を下げて延命を図ろうとするわけですが、その降圧薬に本当に延命効果があるかどうかは、限られた治験期間内に評価することはできません。長期に服用するうちに何らかの副作用が現れ、かえって命が短くなるという結果に終わる可能性もあるからです。そのため、治験期間内では、「血圧が下がるかどうか」だけを評価するサロゲートエンドポイントが用いられるのです。

つまり、治験では一般に、短期的・局所的なものを評価しますが、製造販売後にも臨床試験を行うことがあるのは、より長期的・全身的なものを評価するためなのです。

一〇年間問題なく使える薬でも、二〇年～三〇年と続けて使用しているうちに、何らかの副作用が出る可能性はあるので、製造販売後にもずっと臨床試験や調査を続けて薬を監視していくことが必要になるのです。

「薬が効く」とはどういうことか
～真の薬効を見極めるために～

治験では、さまざまな方法で本当に治験薬に薬効があるのかどうかを調べますが、果たして「薬が効く」とはどういうことなのでしょうか。

薬効とともにあるもの

熱が出て体がだるい、頭が痛い、おなかが痛い、咳が出る、下痢や嘔吐をするなど、日常生活で私たちはさまざまな体の不調を感じます。こういった症状は、どういうときに「よくなった」と感じるのでしょうか。

一つは、近所の薬局などで市販されている薬を飲んだときでしょう。もともと薬は「症状を改善する」という目的のために市販されているものであり、私たちもそれを期待して薬を利用するわけですから、あたり前といえばあたり前といえるでしょう。

しかし、薬を飲まなくてもいつの間にか治っていることもあります。いつもより早めに寝たり、体を温めるようにするだけで、翌日にはけろりと治っているということはよくあることです。これは、前述したように人間には自分で病気を治す力「自然治癒力」が備わっているからです。また、病気の症状は時間の経過に伴って変化します。このような変化を「自然変動」といいます。

また、普段はあまり意識していないかもしれませんが、薬を飲んだり医師に診てもらったりすることで安心し、症状が治まることもあります。何らかの医療行為を受けたことによる安心感から生じる変化で、心理的な影響といえるでしょう。小さな子供が転んで泣いているとき、そばにいる大人が「ちちんぷいぷい、痛いの痛いの飛んでいけ～」とおまじないをかけた途端、それまで泣いていた子供が泣き止むというシーンを見たり、経験した人もいるのではないでしょうか。「症状がよくなる」ということの裏には、こういう「心理的な効果」も隠れているのです。

このように、症状や病気が治る要因はいくつかあります（図2）。薬を飲んでよくなっても、自然治癒で症状が軽快したときとたまたま時期が重なったのかもしれません。もしかしたら、薬を飲まなくてもよくなったかもしれないのです。また、薬、自然治癒力、心理的効果の三つの効果が重なってよくなったのかもしれません。

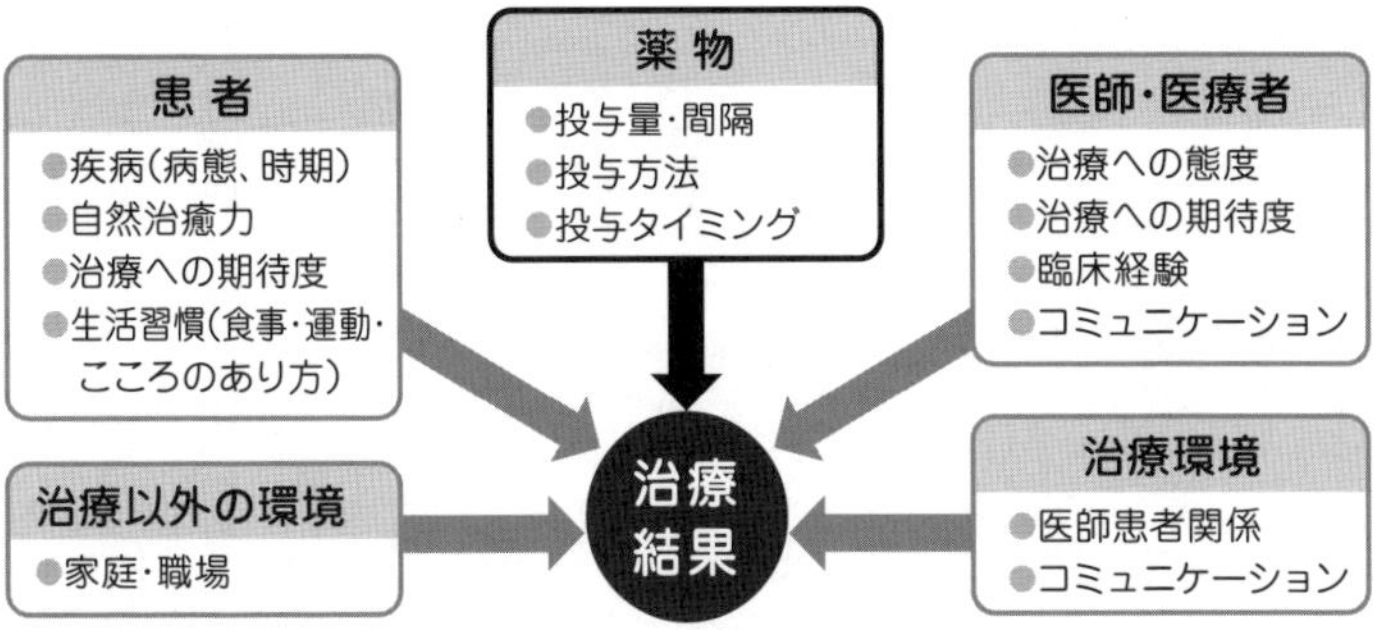

(Rickels K : Non-specific factors in drug therapy, Thomas Publisher, 1968 より引用、一部改変)

図2 薬物治療の効果に及ぼす薬物要因と非薬物要因の影響

病気や症状がよくなるときは、薬の効果だけでなく、自然治癒力や、心理的な効果が関わっていることも多く、決してそれらを無視することはできません。そのため、その薬が本当に効いているのかどうかという評価は簡単ではないのです。

真の薬効を評価するために

治験で薬の有効性を確認するときは、自然治癒力や心理的効果による改善を排除し、薬の純粋な効果のみを評価する必要があります。そのためには、被験薬を使うグループの効果の現れ方と、被験薬を使わないグループの結果との比較が必要になります。実はこの「比較する」ということが、歴史的にみて、治療が経験から科学へ成長したとても重要なステップだったのです。しかし、ただ単に被験薬を使うグループと被験薬を使わないグループに分けただけの比較では、すでに記したように、心理的効果が影響する可能性もあります。そこで、被験薬の成分を含まない、薬に似せた物質（プラセボ）を使用したグループと比較する「プラセボ対照比較試験」が必要になります。

「プラセボ」というのは、被験薬の薬理作用を有すると考えられる成分を含まない錠剤やカプセルのことで、色や形、重さ、味、においなどは被験薬とそっくりに作られたものです。被験薬とプラセボを別々のグループに使用して比較し、被験薬の効果を評価することが必要になるのです。

こういう試験を行うときに重要になるのが、被験薬を使用するグループとプラセボを使用するグループの条件を同一にするということです。そうでないと、たとえばプラセボを使用するグループの人は症状の重い人が多く、被験薬を使用するグループは症状の軽い人が多いという具合に、グループ間にもともと偏りがあったなら、当然、被験薬を使用されたグループの治療成績がよいものとなる可能性が高くなりますので、正しい評価ができないことになります。

そこで、被験者として参加していただくの方の症状の種類や重症度の程度、年齢、性別、生活状況などの背景因子が、比較するグループの間で均一になるようにグループを作ることが重要になります。そのための手続きを「ランダム化」あるいは「無作為化（無作為割付）」といいます。

また、治験薬の中身が何であるかを知ることにより、評価に偏りが生ずる可能性があります。そのため、このような評価の偏りを防ぐために、被験者だけでなく、治験薬を投与して、被験者の反応を観察する医師や医療者にも、治験薬の中身がわからないようにする必要があります。被験者自身が自分がプラセボを使用されていると事前に知ったならば、患者さんとしてはその影響を受けることもあるでしょうし、医師のほうも被験薬とプラセボのうちのどちらが使用されているかがわかっていれば、その評価に偏りが生じるかもしれないのです。そのため、被験者も医師も、誰が被験薬を使用しており、誰がプラセボを使用しているか、まったくわからないようにする必要があります。このような手続きを「二重盲検法」（二重遮蔽法、双盲法）といいます。つまり、「色メガネ効果」を除くための科学的に重要な手続きなのです。

このようにして「プラセボ対照二重盲検比較試験」を行って、データを収集し、被験薬を使用したグループの改善率から、プラセボを使用したグループの改善率を差し引いたものが、その治験薬の真の薬効ということになります。

すでに市販されていて同様の薬効がある他の薬との比較試験を行う際にも、ランダム化（無作為化）と二重盲検法が用いられることにより、客観的なデータに基づいて有効性と安全性が確認されます。

要約すると、薬の効果を科学的に評価するためには、①（プラセボなどの）対照群との比較、②比較するグループの患者さんをランダム化（無作為化）して各グループに分ける、③二重盲検法を採用する、という三つの科学的手続きが重要になります。

「無作為化二重盲検比較試験」は、「無作為化比較試験」（RCT：Randomized Controlled Trial）、あるいは「ランダム化比較試験」と呼ばれることもありますが、RCTの場合、①と②の手続きのみで、二重盲検法が採用されないこともあります。これは、薬剤によっては効果や副作用が顕著に現れるために、二重盲検法が採用できないこともあるからです。

このRCTという手法が医学の領域で初めて用いられたのは、一九四八年のイギリスにおいてでした。以来、新薬の製造販売承認のための手続きとして、「対照群との比較」「ランダム化（無作為化）」「二重盲検法」は国際的に必須のものとなっています。

薬の効果とプラセボ効果

ところで、さまざまな病態や症状に対するプラセボ使用時の改善率は、三〇～五〇％にもなることが認められています。薬効を持たないプラセボの服用でも、疾患によっては一〇〇人のうち三〇～五〇人は症状が軽減するのです。プラセボ使用群の改善率がとても高いことに驚かれる方も多いのではないでしょうか。

薬として作用するはずのないプラセボが、なぜこのように高い改善効果を表すのでしょうか。その要因としては、次のようなことがあげられます。

◆自然治癒力：生体が本来持っている自己治癒力（自己回復力）によるものです。

◆暗示効果：暗示による心理的な影響は大きいものです。「効く」と信じることによって、病態や症状によっては、実際に効き目が現れることがあるのです。

◆条件付け：薬の効果を繰り返し経験すると、外見が薬に似ているプラセボを使っても、生体が同じような反応をするようになることがあるのです。

プラセボ（placebo）はわが国では「偽薬（ぎやく）」と訳されてきました。偽（にせ）の薬というわけです。しかし、プラセボの語源はラテン語で、「please：喜ばせる、満足させる、苦痛を

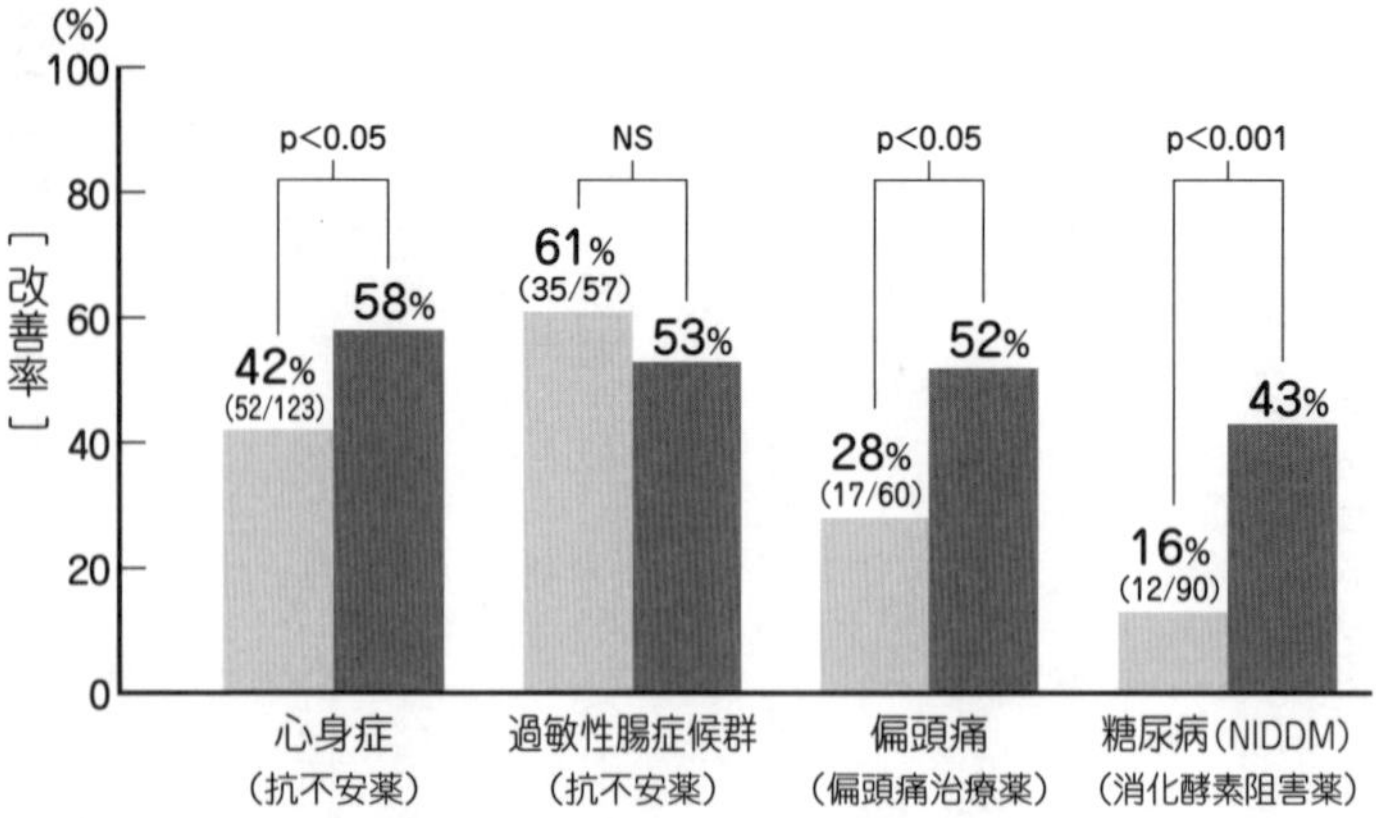

図3 各種疾患における治験におけるプラセボ投与群の改善率(印)と被験薬投与群の改善率(印)

和らげる」という意味からきたものです。「偽薬」という日本語訳からはこのような本来の意味が伝わらないため、最近はローマ字読みにして。カタカナで「プラセボ」(または英語の発音に近い「プラシーボ」)が使用されています。なお、中国では「安慰剤」という漢字が使われていて、原語の意味をより忠実に伝えようとしていることがわかります。

また、患者さんと医師の間の信頼関係や、患者さんの治療意欲が高いほど、プラセボ使用時の改善率が高くなることもわかっています。

このようにして真の薬効が科学的な手続

きによって評価されるわけですが、被験薬を使用したときの改善率およびプラセボを使用したときの改善率を例示したものが図3と図4です。真の薬効を評価するためには、このように被験薬を使用した際の改善率とプラセボを使用した際の改善率を比較する必要があるわけです。

なお、図4の中で、「真のプラセボ反応（効果）（P）」と示しているのが、医療行為を受けたことによって生じる心理的な反応（効果）で、真の薬効（D）と真のプラセボ効果（反応）（P）、自然変動（N）の比率は、病気や症状によって異なります。

● 症状には自然変動がある ●

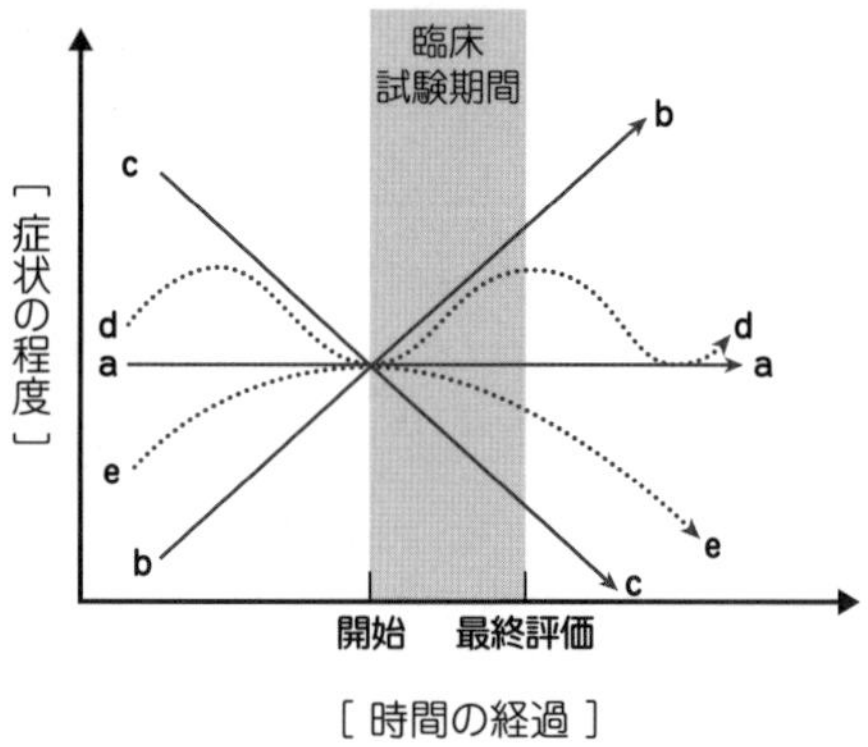

臨床試験では、一定の期間、薬を使用した後に、その効果を評価する。しかし、この間も、右図のa～eのように患者さんの症状は一定というわけではない。臨床試験における測定値の変化には、こうした自然変動も含まれることになる。したがって、“改善率”は下の図のような構造のものと理解しておく必要がある。私たちが客観的に測定できるのは、プラセボであれば「自然変動（N)」と「真のプラセボ反応（P)」の総和であり、薬であればそれに「真の薬効（D)」を加えた総和である。

● 薬やプラセボを使用したときの改善率の内訳 ●

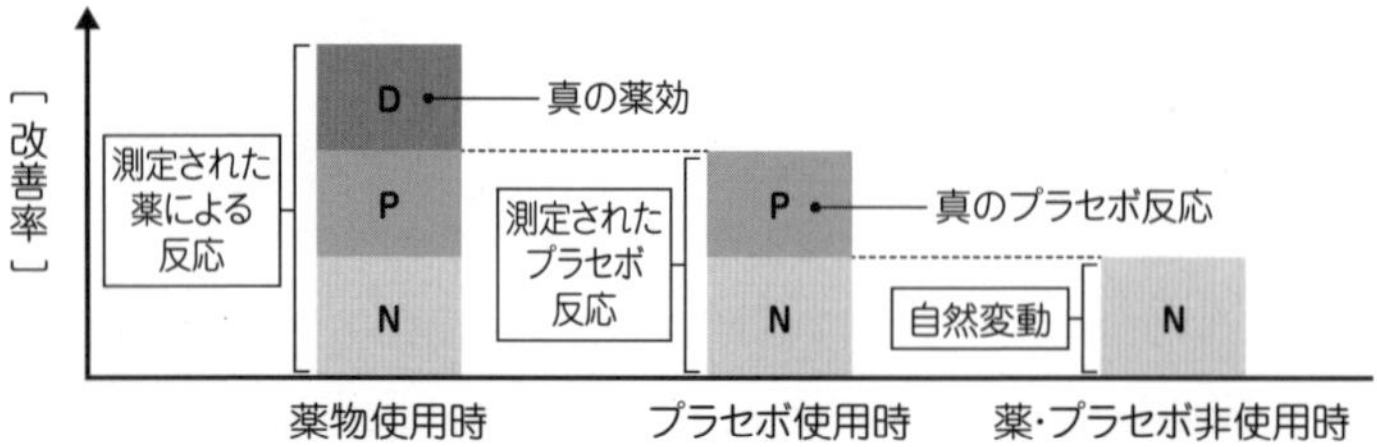

N･P･Dの比率は病気によって異なる。Pは薬剤を用いることによる心理的な影響で、不安や痛みが関与した病気で大きくなる傾向がある。生活習慣病では、食事療法や運動療法などの効果がNの部分に含まれ、一般にPは小さくなる。

図4 治験を含む臨床試験における「改善率」の見方

第3部

薬の育て方
～育薬の物語～

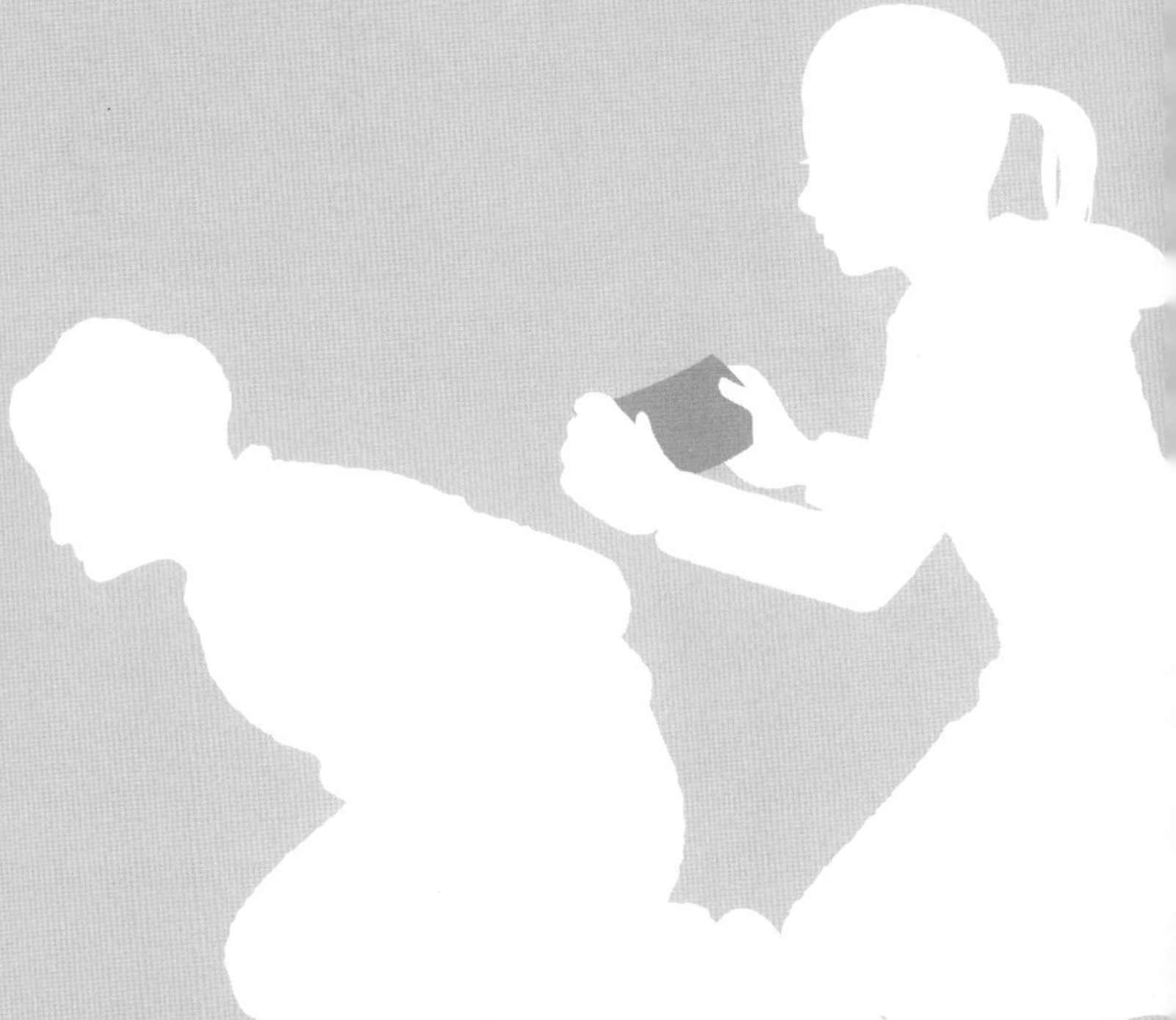

第1章 よりよい薬を育て、うまくつき合うために

薬は、成長し、成熟するもの

第2部で薬の誕生「創薬」について述べましたが、薬は「医薬品」として承認されて、それで完結するわけではありません。

薬が市販され、多くの方の治療に使われるようになると、治験の段階では得られなかったたくさんの情報が得られるようになります。その情報をもとにして、その薬に関する調査や研究がさらに続けられ、市販後も臨床試験（製造販売後臨床試験）が行われます。その結果、副作用を防止するための工夫が加えられるなどの薬の改良が進められたり、使い方が改善されたりします。

このように薬が成長・成熟する過程を、私たちは「育薬」と呼んでいます。市販後も薬

は多くの人の手によって、より有効でより安全な使い方が模索され、薬の真の実力が調べられ、適切な使い方に関する情報が増えていくわけです。そのイメージが「育てる」という感じに似ていることから、市販後のプロセスを「育薬」と名付けました。

「育薬」の前段階である「創薬」という言葉は、以前から製薬会社や薬学の領域で使われていました。きれいなイメージの言葉だと思いますが、製薬会社など一部の人が関わるものであり、一般の方には自分の問題としては受け取りにくいところがあるようです。

一方、「育薬」という言葉には薬に対する親近感を感じて、「みんなで薬を育てていく」というイメージが生まれやすいように思います。「育」という漢字そのものに、自分たちで育てていくという感覚があり、そこに共感を持ってもらえているのではないかと思います。

実際に育薬を支えているのは、患者さんを含む一般の方々です。市販後には必要に応じて製造販売後臨床試験を行うことがあり、それに参加していただく育薬ボランティアの方のデータも集めますが、実際にその薬で治療された方の情報も検討されます。薬を育てるのはまさに皆さん方であり、誰もが育薬ボランティアになれるのです。

しかし残念ながら、育薬の大切さについてはまだあまり広く知られていません。

治験の段階までの創薬を自動車学校内にある練習コースでの車の運転だとしたら、市販後の育薬は、自動車学校を卒業し、無事免許を取得したあとの一般道での運転にたとえることができます。自動車学校内の練習コースでの運転は、経験が浅いために運転する人は慎重に慎重を重ねますし、隣にその運転をチェックする教官もいます。しかし、一般道に入ってしばらく運転すると、慣れも手伝って運転にそれほど慎重でなくなります。隣に運転をチェックする人もいません。

大小を問わず自動車事故のほとんどは、運転免許を取得したあとに運転していて起こります。薬についても同様です。薬による事故がたびたび報道されていますが、実はほとんどが市販されてから起こるものであって、治験段階ではごくごく稀なことなのです。

このように考えると、いかに育薬が大切なものか、おわかりいただけるのではないでしょうか。

「育薬」がなぜ重要なのか

市販後の薬がたどる運命はいろいろです。広く効果が認められ、同時に副作用を減らす工夫がいろいろと加えられて長く使い続けられる薬もあれば、重い副作用が出現したために、製薬会社によって製造販売が中止される薬もあります。また、著しい効果は現れないものの、副作用も少ないためによく使われていた薬が、厚生労働省によって、効果がないとして承認が取り消されて消えてしまうケースもあります。

こうしたことは、市販後に行われる有効性や安全性の臨床試験や調査によってもたらされるもので、この試験を「製造販売後臨床試験」、この調査を「製造販売後調査」といいます。

市販前の試験は、治験という限られた期間、限られた人数の患者さんでの結果であり、病態や使用期間、併用薬などに制限を設けて行われますが、市販後の臨床では、薬の使用は長期間にわたり、小児や高齢者、ほかに病気を持っている患者さんなどに使われることもあります。そのため、治験のときには予測できなかったことが起きることもあるのです。

また、治験は数百人から千人規模の創薬ボランティアの方の協力を得て行われますが、中には何万人、何十万人に一人しか現れないような副作用もあります。そうした問題は市販後でなければ見つからないのです。

長期的に使用してみないと、その薬の本当の実力がわからないこともあります。例として、高脂血症の治療薬として使われるコレステロール合成阻害薬のプラバスタチンという薬があります。プラバスタチンはコレステロールの合成を阻害する薬で、血中総コレステロールを減少させる効果があることは治験によりわかっていました。つまり、「サロゲートエンドポイント」で有効性が確認されていました。エンドポイントとは第2部第2章で触れた通り、その薬に効果があるかどうかを評価するための評価指標のことです。

しかし高脂血症の治療で最も大切なことは、高脂血症で命取りになる心血管系の合併症の発現を抑えることです。こういうことは、期間が限られている治験だけではわかりません。市販後、プラセボを用いた「ランダム化（無作為化）比較試験（RCT）」が欧米で五年以上にわたって追跡して行われ、それによって初めて、プラバスタチンに心血管系の合併症の発現を抑えて死亡率を減少させる効果があり、しかも安全だということが実証されたのです。つまり、その薬が人に対して本当に価値のあることを示す評価項目である「真のエンドポイント」でも、有効性が実証されました。少し遅れて、日本国内でも市販後に臨床試験が行われ、同じような結果が得られています。

プラバスタチンの場合はよい結果となりましたが、すべてがうまくいくわけではありません。治験段階で評価された有効性や安全性が市販後の臨床試験により覆される場合もあります。

「薬は情報を持った化学物質である」とよくいわれます。初めて誕生した薬にも、効用・効果、用法・用量、作用の仕方、副作用などのさまざまな情報が付加されていますが、実際の治療で用いられることにより、有効性や安全性、使いやすさなどの新たな情報が加えられていきます。こうした情報の収集と蓄積、そして見直しによって薬は成長し、成熟していくのです。

「育薬」の制度と流れ

ここで、「製造販売後調査」に関連する制度と流れについてご紹介しましょう。

日本の製造販売後調査の制度は、「再審査制度」「再評価制度」「副作用・感染症報告制度」の三本柱から成り立ち、製造販売後調査等として具体的には、「使用成績調査」「特定使用成績調査」「製造販売後臨床試験」の三つの調査・試験があります。

製造販売後調査は、「医薬品、医薬部外品、化粧品及び医療機器の製造販売後安全管理の基準に関する省令(GVP：Good vigilance practice)」と「医薬品の製造販売後の調査及び試験の実施の基準に関する省令（GPSP：Good post-marketing study practice)」に則って行われます。

製造販売後調査の制度

①再審査制度

「再審査制度」は、承認後定められた期間（四～一〇年、原則八年）、製造販売後のその薬の有効性や安全性に関する情報を製薬会社が収集し、その提出された資料によって当局が承認時の効能・効果と安全性を比較し、再度その薬の有効性や安全性を確認するものです。

再審査の期間中、製薬会社は「安全性定期報告」をする義務があり、また、販売開始後六ヵ月は市販後調査期間となり、医薬品納入後は二週間に一回程度の割合で医療機関から副作用情報を積極的に集めるように指示されています。

再審査の結果によっては、医薬品としての承認が取り消されたり、「承認事項の一部変更」が命じられたりすることもあります。

②再評価制度

医学は日々進歩しており、承認を受けた当時は有効性が確認できたものの、その後の医学レベルでは有効性が確認できないということも起こります。現在の学問水準からその薬の有効性や安全性を見直そうとするのが「再評価制度」で、その結果によっては、再審査制度と同様、医薬品としての承認が取り消されたり、承認事項の一部変更が命じられたりすることがあります。

③副作用・感染症報告制度

市販後に使用されている薬の安全性に関する情報（副作用や感染症）を、厚生労働省や医薬関係者、製薬会社が協力して収集するものです。製薬会社は医薬関係者、文献、学会、海外の定期的安全性最新報告から副作用報告を収集し、医師は通常診療で副作用を見つけたら報告するという協力し努力する義務があります。

製造販売後調査のいろいろ

①使用成績調査

「使用成績調査」は、製造販売後の薬の有効性や安全性を調査するもので、未知の副作用、副作用の発生状況、安全性や有効性に影響を与える要因について把握し、その結果により、「特定使用成績調査」や「製造販売後臨床試験」の必要性の有無を検討します。

②特定使用成績調査

「特定使用成績調査」は、小児や高齢者、妊産婦、腎機能障害や肝機能障害などを持つ患者さん、長期に薬を服用している患者さんといったケースでの薬の有効性や安全性を確認する調査です。このような患者さんのデータを治験で集めることが難しいため、薬の市販後にデータを集めることになります。

そのほか、使用成績調査で判明した副作用の発生に関与する要因や因果関係などを明らかにするために行われることもあります。

③製造販売後臨床試験

製造販売後臨床試験は必要に応じて実施されるもので、育薬ボランティアの方を対象に行われます。

製造販売後臨床試験が実施されるのは、「特定使用成績調査」の項で示したような特別な患者さんでの適正な使用方法を確立するとき、長期使用時の有効性や安全性などを検証するとき、有効性や安全性に影響を与える要因が見出されてそれについて検証するときなどで、その結果は、「安全性定期報告」や「再審査申請書」「再評価申請書」に添付して、定められた期間内に厚生労働省へ提出します。

このように育薬の制度や方法については整いましたが、製造販売後臨床試験は、日本ではまだあまり行われていません。ある程度は行われていますが、ランダム化（無作為化）は行われていても、プラセボとの比較試験は行われていなかったり、二重盲検法も採用されていなかったりします。

前述したように、高脂血症の治療に使われるプラバスタチンには、コレステロールの合成を阻害して血中コレステロール値を下げ、心疾患系の合併症を予防する効果があることがわかっています。この結果は、一九九五年にヨーロッパで、一九九六年に米国で、一九九八年にオーストラリアでそれぞれ市販後の大規模臨床試験によって実証されたものです。その後、欧米からは一〇年ほど遅れましたが、二〇〇五年、日本でも同様にして市販後の大規模臨床試験によって実証されました。

日本人と欧米人を比較した場合、もともと日本人には脳卒中が多く、欧米人には心筋梗塞が多いという違いがあります。日本人には日本人のライフスタイルがあり、欧米人には欧米人のライフスタイルがありますから、そうしたことと病気とは無関係ではありません。欧米での臨床試験の結果がそのまま日本人にもあてはまるかどうかはわかりませんので、日本でも行ってみることが大切なのです。

市販後医薬品の臨床試験に関しては、ときにマスコミをにぎわす事件が生じていますが、日本に住んでいる日本人に使用する薬ですので、わが国内で日本人を対象にした信頼できるエビデンス（科学的な根拠）が得られることが、国民にとって益することになります。そこで、わが国内で製造販売後臨床試験が適正に実施できるように、信頼できるエビデンスを得るために必要な臨床試験の基盤整備が急がれています。

臨床試験や調査研究を実施する医師を含む医療者の側にも、信頼性の高いデータを得るように努力する義務と社会的使命があります。制度的にも改善すべき点がまだありますが、厚生労働省も、医学会でも改善策を行っています。現在、国を挙げて取り組んでいるところです。近い将来、しっかりとした市販後の臨床試験が国内でできるようになることを、期待したいと思います。

一般の皆さんが育薬の中心

皆さんからの情報が育薬の原動力となる

薬の価値は、患者さんに実際に使ってもらって、患者さんの反応を見ることによってしか評価できません。

病気やけがをして医療機関を受診し、薬が処方されたときが、皆さんと薬との最初の出会いです。医師は、皆さんの病気やけがの症状、年齢、性別、体質などをもとに、最も有効で安全性の高そうな薬を処方します。

感冒などの病気のときは、一度だけ受診して薬を処方してもらうだけで健康を取り戻し、その後受診しない方もいます。処方した薬が効いて治ったのだろうと思っているかもしれません。

しかし病気によってはなかなか症状が治まらず、二度、三度と受診する方もいます。また、最初から薬を長期間服用する必要があり、定期的に受診して薬を処方してもらわなければならない方もいます。

医師は、皆さんから直接、薬に関するさまざまな情報を得ることができます。薬の効果が十分に発揮できているのか、副作用は出ていないか、適正に使用されているか、使いやすいかなどを確認し、効果があまり現れていないようなときは、処方した薬が効かなかったのだろうか、量が足りなかったのだろうかなどと考え、次の対処法を工夫します。

効果以外の何らかの症状が出ている場合は、その症状が危険なものかどうかを判断します。前述したように、一般に副作用と思われているものには、薬の成分によるもの、本人の体質によるもの、不適切な使い方（誤った飲み方や、ほかの薬との併用など）によるものなどいろいろな種類があります。その副作用の種類や程度によっては、その薬の服用中止を指示したり、飲み方の指示をしたり、別の薬に代えたりします。

皆さんにとって、医師とのこのようなやりとりは自分の病気を治すためでもあるのですが、こうした情報が育薬の原動力となります。このようにして集められた有効性や安全性の情報が、次の薬の改良に生かされるのです。

皆さんを直接診察している医師や薬剤師からは、薬に関する情報が続々と製薬会社に届いています。現場からの情報が育薬に大きく役立った例をご紹介しましょう。

塩酸ジルチアゼムという薬があります。これは日本で生まれた薬で、最初は狭心症の治療薬として承認を受けました。しかし実際の治療で使われ始めると、「狭心症に高血圧症を合併している患者さんに使うと、血圧が下がる効果が現れる」という報告が多くの医師からありました。

それがきっかけとなって製薬会社は新たな研究を始め、血圧降下作用を持つ「カルシウム拮抗薬」が生まれました。現在、塩酸ジルチアゼムは海外でも高い評価を受け、多くの国で高血圧症の方の治療に使われています。

一般の方々から得られた情報が、薬の改良に結び付いたこんな例もあります。

お年寄りはものを飲み込む力が弱いため、普通の大きさの錠剤でも、のどに詰まらせやすいという傾向があります。その結果、必要な薬だとわかっていても薬を避けてしまうという問題がありました。そこでいくつかの高齢者施設では、錠剤をすり潰し、とろみをつける食材を混ぜて、飲み込みやすくするという工夫をしていました。

あるとき、その情報が製薬会社の人の耳に入ったことがきっかけとなって、高齢者でも飲みやすい製剤の研究が始まったのです。その結果、口に入れるとすぐに溶ける薬が誕生しました。口腔内即溶錠とか口腔内崩壊錠といわれている薬です。その後、水なしでも服用できる薬も開発され、高齢者だけでなく、幼児や多忙な人でも飲みやすい薬へと成長しています。

これは薬の形状に関する例ですが、有効性や安全性の面でも、一般の方々からの情報をもとに改良され、成長していった薬はとても多いのです。

つき合い上手は育て上手

このように一般の方々が育薬の中心にいるわけですが、薬の効き方や副作用についての情報は、皆さんが医師や薬剤師に報告しないと宝の持ち腐れになってしまいます。

また、薬の用量や用法を指示通りに服用できているかどうか、ということも大事な情報です。医師は、「薬は指示通りに使用されている」という前提のもとに、治療を進め、薬を処方します。もし、薬を指示通りに服用せず、勝手に減らしたり増やしたりして服用し、それを伝えていない場合、医師は正しい判断を下せなくなり、治療が進まなかったり、薬の有効性や安全性に思わぬ影響が出ることもあります。治療を通して収集される情報も、誤ったものになりかねません。

さらに、もし薬を指示通り服用できない場合には、その理由も大切な情報になります。前述した口に入れるとすぐに溶ける薬も、「錠剤は高齢者には飲み込みにくい」という服用しにくい理由から誕生しました。

もちろん、皆さんが医師や薬剤師に報告するこのような情報は、第一に自分の病気を治すことを目的としています。薬と上手につき合うことと薬を上手に育てることは、決して別の問題ではないのです。

薬は、適正に使うことで初めて効果を発揮します。「クスリは反対から読むとリスクだ」といわれるように、薬は「両刃の剣」なのです。適正に使えば効果が現れますが、誤った使い方をすれば体に有害な影響を与えることもあるということを、十分に理解して使用することが大切なのです。

よりよい薬を目指して

アスピリンといえば、誰もが知っている解熱鎮痛薬です。この薬が初めて創られたのは一〇〇年以上も前のことで、現在は医師の処方箋がなくても市中の薬局で購入できます。それだけ有効性と安全性が高く評価されているわけです。といっても副作用もありますし、服用するときに注意しなければならないこともあります。しかし、医療現場での患者さんのニーズや医師ら医療従事者からのアドバイスにより、現在に至るまでたびたび改良されてきました。育薬によって成長した薬の典型といえるでしょう。

アスピリンは普通の錠剤ですが、最近はナノテクノロジー（超微細技術）などの技術を応用し、薬の有効性や安全性をより高め、理想的な薬に近づけるさまざまな工夫がなされています。「ドラッグ・デリバリー・システム（DDS：Drug Delivery System）」もその一つです。日本語に訳すと、「薬物送達システム」「薬物輸送システム」です。薬の成分を患部に確実に運ぶシステムのことです。

薬の成分を、安全に、そして効率的に患部に届けるＤＤＳの研究・開発は、薬を創り、育てるプロセスの中でもとくに重要な部分です。ＤＤＳのいくつかの工夫を紹介しましょう。

薬の放出を制御する工夫

薬の放出を制御し、一定の速度で薬が吸収されるようにする工夫です。薬が効いている時間を長くしたり、副作用の発現を少なくすることができます。

たとえば、狭心症の治療に用いられるニトログリセリンは、これまでは舌の下に挿入して服用する舌下錠という形態で処方されていました。薬が口腔粘膜から吸収されるため、代謝臓器である肝臓を通らず、即効性が得られるというメリットがありましたが、一方で効果がなくなるのも早く、保存が難しいというデメリットもありました。狭心症では深夜や早朝に発作が起きることが多いため、舌下錠だけでは十分に対応できないこともあったのです。

こうした患者さんの不安を解消するために開発されたのが、肌に貼り付けるパッチタイプのニトログリセリンです。薬の放出を制御する膜を利用し、皮膚からゆっくり吸収させせるように加工、一日一回の貼り換えでも十分な効果が得られるようになりました。皮膚に貼ったまま就寝できますから、発作の心配も少なくなり、安心して眠ることができるようになったのです。

薬の吸収をよくする工夫

薬が体内に吸収されるためには、消化管粘膜や皮膚などの生体膜を通過しなければなりません。そこで、目的の生体膜をうまく通過するように薬を加工し、薬の吸収を高めます。薬の吸収がよくなれば、従来よりも少ない量で同じ程度の効果が得られます。

病巣部にのみ薬が作用する工夫

病巣部にのみ薬が到達して効果を発揮し、薬を必要としない部分には作用しないよう工夫します。

たとえば抗がん剤は強い毒性を持っていることが多いため、正常な細胞に作用すると重い副作用を起こします。そこで抗がん剤を工夫し、がん細胞にのみ作用し、正常な細胞には作用しないようにして、効果を確実にするとともに副作用を抑えます。

体内で分解されることで効果を現す工夫（プロドラッグ）

プロドラッグ（prodrug）のproとは英語の「前の」という意味で、プロドラッグは「薬の前の物質」という意味です。体内で分解されて初めて薬としての効果を現すように工夫をした薬のことで、体内への吸収を高める、目標とする部位に確実に届ける、副作用を抑える、作用を長続きさせる、薬の性質を安定させる、不快な味やにおいを少なくするなどの目的があります。

たとえばインドメタシンという消炎鎮痛薬がありますが、服用すると胃腸が刺激されるという副作用がありました。そこで、純粋なインドメタシンではなく、胃への負担が少ないインドメタシンのプロドラッグに加工することが考えられました。インドメタシンのプロドラッグはそのまま胃腸の粘膜を通過して肝臓に到達、そこで分解されてインドメタシンとなり、目的とする炎症部位に到達して効果を発揮します。

DDSに限らず、「効果の向上」や「副作用の減少」「適応症の拡大」「剤形の追加・改良」「用法・用量」の改善など、育薬が目指す目標は多彩です。

第2章　創薬育薬を実り豊かなものにするために

治験を含む臨床試験を円滑に進めるための体制整備

薬の開発には、人的・経済的・時間的に膨大な資源が必要です。世界の薬の七〜八割は、日本、アメリカ、ヨーロッパの三極で創られています。かつてはそれぞれの国がそれぞれの規則のもとに薬の開発を進めてきましたが、よい薬は人類共有の財産です。資源の無駄使いを防ぎ、地球規模で開発を進めていくために、一九九〇年代に入り、治験の結果の相互利用を可能にするために、治験の実施方法の基準を統一しようという国際的調和の動き「日米欧医薬品規制調和国際会議（ＩＣＨ：International Conference on Harmonisation）」が起こりました。

日本では、一九八九年に当時の厚生省より出された「医薬品の臨床試験の実施に関する基準（GCP：Good Clinical Practice）」をもとに医薬品の開発が進められてきましたが、この医薬品開発の国際化の動きを受け、一九九七年に改定されて「新GCP」となりました。

その結果、日本での臨床試験は国際的な基準に合致した厳しい基準である新GCPに基づいて行うことが薬事法で定められ、実施されています。

臨床試験は、多くの創薬育薬ボランティアの方に協力していただくことで初めて成り立ちます。実験動物を用いた非臨床試験では、薬の毒性について徹底的に調べ、同時に薬の有効性を明らかにしていきますが、動物と人間の間にはさまざまな違いがあり、非臨床試験のデータだけでは、人間に投与した際の安全性を一〇〇パーセント予測することはできません。そのため、創薬育薬ボランティアを守るための法整備や環境整備などが欠かせません。

医学研究の倫理的な規範としては、一九六四年にフィンランドのヘルシンキで採択された世界医師会の「ヘルシンキ宣言」（正式名称は「ヒトを対象とする医学研究の倫理的原則」）があります。ナチスの人体実験の反省をもとに、「被験者（患者）の利益は科学と社会への寄与よりも優先されるべき」という原則を打ち出したもので、現在、世界的なルールとなっています。また、いまでいう「インフォームドコンセント」の考え方も、ナチスの人体実験の軍事裁判から生まれました。「ニュールンベルグの倫理綱領」の一〇項目の第一番目にあげられています。もちろん、新GCPにもこれらの原則は生きています。

このように臨床試験を円滑に進めるためのいろいろな体制は整ってきたのですが、一般市民の方々にとって、治験を含む臨床試験はまだまだ馴染みにくいのではないでしょうか。

現在、治験に参加していただくボランティアの方は、第I相試験では口コミやインターネットなどで募集し、第II相試験以降は担当医師から直接患者さんに依頼するという形をとるケースが大部分です。治験に参加していただくためにはまず情報の提供が必要で、現在、インターネットのほか、新聞広告や折り込み広告などでもPRしていますが、治験が今後社会にもっと浸透するためには、さらなる情報の共有化が必要なことはいうまでもありません。

また、日本における治験のイメージは、以前と比べるとずいぶんよくなっているとは思いますが、まだネガティブな印象が残っているように思います。情報が限られているせいもあるのでしょうが、いくつかの一般市民の声を拾ってみると、「あまり聞いたことがない」「何だかよくわからない」「治験という言葉の意味がよくわからない」、あるいは「自分たち患者が実験台にされるということか」「実験されているのだからあまりほかの人には言えない」「被験者になることはいい気分でない」というように、治験にまったくなじみがないか、否定的に捉えているかのどちらかの方がまだ多いようです。

そもそもこの「治験」という言葉は薬事法上の用語であり、医薬業界における専門用語です。この言葉から一般の方々が抱きやすいイメージは「人体実験」であり、「被験者」は「モルモット」なのかもしれません。

ちなみに、欧米では「臨床試験」のことを「クリニカルトライアル：clinical trial」と呼んでいます。ナチスの人体実験のイメージを避けるために、experiment（実験）やhuman experimentation（人体実験）という言葉は避けています。

「治験」や「被験者」という言葉がネガティブなイメージを持ったままでは、多くの人に臨床試験をもっと身近に感じていただけるようにはなりがたいように思います。こうしたイメージを払拭し、「臨床試験（治験）は人類の未来に貢献するものである」という本来の意味をわかりやすくするために、私は被験者のことを「創薬育薬ボランティア」と呼ぶことを二〇世紀の終り頃、提案しました。第Ⅰ相試験～第Ⅲ相試験の被験者は「創薬ボランティア」、製造販売後臨床試験の被験者は「育薬ボランティア」です。

これからは、「国際共同治験」として多くの国々で同時に治験を行う時代です。現在、治験を行う際には、治験審査委員会（ＩＲＢ）により、治験の倫理性や安全性、科学的妥当性などの審査を受けて行うようになっています。治験審査委員会には、医師や薬剤師などの専門家のほか、一般市民の代表の方々も加わっており、自由に意見を言えるようになっています。一般市民の側にも、臨床試験を含めたさまざまな問題を自分たちの問題として考えようとする動きが見られるようになっています。

私たちが現在使用し恩恵を受けている薬のいずれもが、治験や被験者などという言葉もない時代から、多くの先人たちが創薬ボランティアとなって創り上てきたものです。改めて先人たちに感謝を捧げたいと思いますが、同時に、次世代を生きる子孫たちのために、私たちも優れた医薬品を遺産として残す努力をしたいと思うのです。

創薬育薬ボランティアの受けることのできる恩恵（ベネフィット）とは

治験は優れた医薬品を開発するためには欠かせないものです。しかし被験者の側に立ってみると、効果はあるかもしれないが、同時に副作用が生じるかもしれないという不安を乗り越えて治験に参加するためには、何らかの動機づけ、何らかの恩恵（ベネフィット）が必要なのではないでしょうか。

現在、治験に参加してくださった方への謝礼は、第Ⅰ相試験の健常な方に対しては金銭で支払いますが、第Ⅱ相試験以降、患者さんに対してはありません。外来通院に必要な交通費の負担を軽減するための「負担軽減費」だけです。

治験に参加する際の謝礼に関して、「治験のインフォームドコンセントに関するアンケート調査」（平成六年度〜八年度厚生科学研究　―適正な治験の実施方法に関する研究―　主任研究者：中野重行）で、「今後の治験において患者へのメリットは必要か」という質問をしたことがあります。そこで「メリットが必要」と答えたのは、治験担当医師の約三分の二、被験者となった患者さんではその半分の約三分の一でした。

そして、そのメリットの中身として、「謝金の支払い、交通費・医療費全額免除などの金銭的な支払い」をあげたのは治験担当医師がほとんどだったのですが、被験者となった患者さんでは半分以下であり、一方、「医師によるより丁寧で親切な診察」をあげた人は、医師にはいなかったのに対し、患者さんでは過半数を占めていました。

医師は経済的なもので解決しようとし、被験者となる患者さんが期待しているものはより丁寧で親切な医療――、このようなギャップがあることについては、今後も考えていかなければならない点だと思いますが、創薬育薬ボランティアになってくださった方々の善意に対しては、もっといろいろな形で、感謝の気持ちを持って応えていく必要があるように思います。では、どのような感謝の表し方ができるでしょうか。

創薬育薬ボランティアの方が受けることのできる恩恵としては、次のようなことが考えられます。

(1) よりよき薬の提供

よい治療薬がまだ開発されていない領域での治験は、参加すること自体が患者さんの恩恵に直接結びつく可能性があります。すでに治療薬がある領域でも、既存の薬よりも治療効果が高い・副作用が少ないなど、医療上の有益性が期待される薬であることが重要です。

また、治験薬での効果が認められ、患者さんが希望する場合には、そのままその治験薬を継続使用できるようにするということも大切です。現在でも継続使用は可能ですが、いくつかの条件があるために現実的には困難な状況もあり、まだ改善が必要だと思います。

(2) よりよき医療の提供

治験担当医師は一般にそれぞれの医学領域での経験が豊富な専門家ですが、何らかの方法でそのことが客観的に保証されるのであれば、ボランティアとして参加する際の恩恵としても大きいと思われます。

また、治験は治験薬の有効性や安全性を評価するために行われるものであり、平素の診療以上に時間をかけて診察・検査し、結果を記録することが必要になります。治験に参加することで、平素よりもていねいな診療・検査が受けられるということも、大きな恩恵になることもあります。

(3)治験により得られた結果の情報提供

治験に参加しても、治験薬がその後どうなったかについては、被験者として参加した方にあまり知らされていないのが現状ではないでしょうか。治験終了後、結果が判明し、厚生労働省に申請して医薬品として承認されるまでに時間がかかることもその理由ですが、治験の結果をお知らせすることは、参加してくださった方に対する最低限の礼儀ではないでしょうか。

また、治験の結果を提供することで、治験を自分たちのものとして考えることができるようになり、治験が社会的により受け入れられ、浸透することにつながるのではないかと思います。

(4)治験を取り巻く医療環境の整備

被験者の方の時間的な負担を減らすために、治験のための外来を設置して待ち時間を減らしたり、治験に関する不安を解消するために二十四時間いつでも気楽に相談できるような窓口を設けるなどの方策が考えられます。私どもの大分大学医学部（旧大分医科大学）では、日本で初めて附属病院の臨床薬理センター内に「創薬育薬クリニック」を設置しました。名称はいろいろですが、こういう動きは現在各地に広がっています。

(5)経済的支援

治験に参加すると、被験者の方に来院してもらう機会が増えます。その際の交通費や食費などの負担を軽減する目的で、一九九九年に被験者の方のための「負担軽減費」として実現しました。今後は入院患者さんが治験に参加する際の医療費についても検討していく必要があるように思います。

臨床研究コーディネーター（ＣＲＣ）に期待される役割

「臨床研究コーディネーター」（ＣＲＣ：Clinical Research Coordinator）というのは、わが国では新ＧＣＰ以降に誕生した新しい職種です。欧米でも、クリニカル・リサーチ・コーディネーター（ＣＲＣ）やスタディー・コーディネーター（ＳＣ）と呼ばれる人が治験の現場で働いており、いまやＣＲＣやＳＣがいない医療機関では臨床試験が実施できないといわれるようになりました。ＣＲＣの仕事内容は、臨床試験の実施チームの中で医学的判断を伴わない一切の業務を医師に代わって支援することで、臨床試験を実施する際の中心的な役割を担っています。

日本におけるＣＲＣの役割もほぼ同様で、創薬ボランティアのケアをはじめ、治験責任医師・分担医師の支援、治験依頼者である企業との連絡などとともに、臨床研究のチーム全体をコーディネートするということです（図1）。

ＣＲＣは創薬ボランティアとして参加する被験者の受けることのできる恩恵を考える

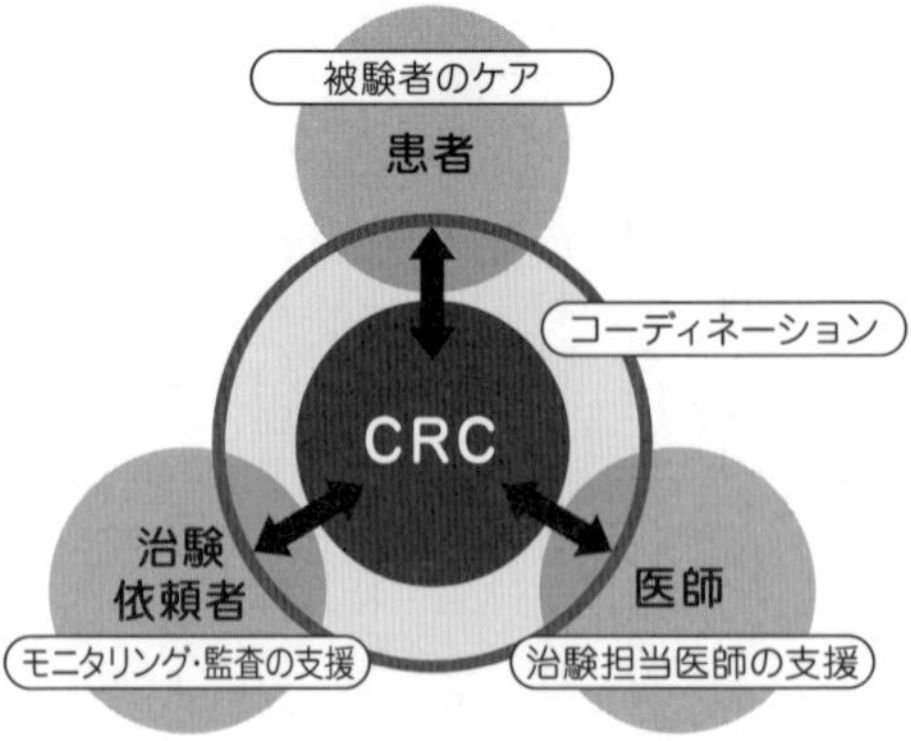

図1 CRCの治験コーディネーターとしての役割

うえでも、また薬という人類共有の財産を創っていくうえでも、とても大きな役割を担っているのです。

GCPの目指すところは、倫理性の確保、科学性の確保、信頼性の確保という三つのキーワードに集約されますが、CRCはそのいずれにも深く関わっています。

(1) 倫理性の確保のための支援

創薬ボランティアとして治験に参加してくださる被験者の方の人権が十分に守られ、保護されることが必要なことは、いうまでもありません。治験の目的や方法、予想される効果、起こり得る可能性のある副作用、手続き、被験者の方が持つ権利などについて十分な説明を受け、きちんと理解したうえで、自由意思により、被験者として参加するかどうかを決めることが重要です。いわゆるインフォームドコンセントです。

一九九七年の新GCP以前は、治験に参加するかどうかということは医師と患者さんだけの間で進められてきたため、日頃診てもらっている医師から治験を勧められると、断りにくかったり、戸惑いや不安、質問があっても口にしにくいという状況がありました。また、質問をしても専門用語や医学用語を使って手短に説明されるため、患者さんの理解は必ずしも十分なものではありませんでした。

そこにCRCが参加し、治験に関する専門用語や医学用語をわかりやすく説明し、患者さんやその家族が質問や相談をしやすいようにし、さらにどのような質問に対しても十分な時間をとって対応することで、患者さんはしっかりした自由意思によって治験に参加するかどうかを決めることができるようになりました。

(2)科学性の確保のための支援

治験薬の有効性と安全性を正しく評価するためには、担当医師がプロトコール（試験計画書）を厳密に守って治験を実施することが求められます。かつてはプロトコールからの逸脱も多く、治験データとしての信頼性に疑問が寄せられることもありました。

その理由として日常診療の多忙さをあげる医師が多かったのですが、プロトコールを遵守して治験を実施するために必要な業務をCRCが支援することにより、科学的なデータが得られるようになりました。

CRCの医師支援業務としては、選択基準に合った患者さんを選ぶ、プロトコールで定められたスケジュール通りに検査や診察ができるように管理する、患者さんの服薬状況や副作用などをチェックする、などがあげられます。

(3)信頼性の確保のための支援

新GCPにより、治験の品質管理（モニタリング）と品質保証（監査）という考え方が導入されました。治験依頼者や規制当局（厚生労働省）が治験を行っている医療機関を訪問し、GCPが求める基準やプロトコールを遵守して治験が行われているかどうかを確認することができるようになり、診療記録や治験データの閲覧も求められるようになりました。

CRCがモニタリングや監査の窓口となって支援することにより、治験データの信頼性が高まり、かつ治験担当医師の負担が軽減できるようになったのです。

「臨床研究コーディネーター（CRC）」は、一九九八年に「治験コーディネーター」として誕生しました。治験だけでなく臨床試験全体を支援するスタッフですので、その後「臨床研究コーディネーター」という名称に変更されましたが、誕生から十数年以上経った現在、日本臨床薬理学会が実施する認定CRC試験の合格者（認定CRC）の数も二〇〇〇人規模になり、全国で活躍しています（二〇一四年四月現在）。

日本の文化風土になじむ臨床試験システムとは

インフォームドコンセントと臨床試験

GCP（医薬品の臨床試験の実施の基準）では、治験を行う際は、治験の目的や方法、予想される効果、生ずる可能性のある副作用、手続き方法、被験者の方の権利などについて十分に説明し、理解していただいたうえで、治験に参加するかどうかを自由意思で決めてもらうことが定められています。いわゆるインフォームドコンセント（説明と同意）です。

一九九七年に新GCPに変わる頃は、「患者に治験の内容を説明すればするほど、患者から同意を得にくくなることが多い」という声が多くの治験担当医師から聞かれました。CRCの誕生により、現在はこのようなことは少なくなったようですが、通常の医療では、使用する薬の副作用のことなどあまり細かく言われないのに、治験に参加するときだけ、起こり得る副作用などについてすべてこと細かく説明され、文書による同意の署名を求められるという状況は、いまではあたり前の風景になりましたが、当初は違和感を生んだ面もあったのではないでしょうか。

インフォームドコンセントは、狩猟民族の文化を持っている西欧で生まれた概念です。狩猟は基本的に個人で行うものであり、判断はすべて個人に委ねられます。そこから個人主義が発展し、すべてのものごとはイエスかノーかをはっきりさせる「契約」によって進められます。インフォームドコンセントという概念が発達してきた背景にはこうした文化風土があります。

一方、日本は農耕民族です。稲を育てるためには一定の土地に定着する必要があり、人間関係が重要になりました。農耕では個人よりも集団の決定が重視され、ものごとは「以心伝心」によって決められました。聖徳太子以来現代に至るまで、「和をもって尊しとなす」という精神が重んじられてきたのです。

日本のこのような文化の中に、西欧の文化の中で育ったインフォームドコンセントをいわば直訳的に導入したことに、当初は無理があったのではないかと思うのです。

西欧と日本の文化の違いを私が痛感したのは、米国に二年間留学していたときでした。

米国のオフィスで、私は毎日、秘書をしているスタッフから「ティー・オア・カフェ？」と聞かれ、そのたびに「ティー・プリーズ」と答えていました。日本なら何日かこんなことが続けば、やがて何も言わなくても黙って紅茶が出てくるようになることが多いと思います。そこで、「私はいつも紅茶なのに、なぜ毎日聞くの？」と尋ねてみたことがあります。すると、「だって今日は気分が違うかもしれないでしょう？」という答えが返ってきました。

日本には、相手の気持ちを察して、相手の気持ちに合わせて自分が行動しようとする文化があります。どちらかといえば「感性」を大切にする文化です。行間を読むというか、言葉に表されていない行間を重視する傾向があります。ときにはそれが見当違いだったりすることもあるのですが、何も言わないのに自分の好きな紅茶が出てくれれば、相手の思いやりのこころに対して、自然と感謝の気持ちがわいてきます。

一方、西欧でははっきりと意思表示するのが一般的です。そして相手の好むものを提供しようとします。どちらかといえば、相手の好むものを確認して提供しようとする「理性」の面を重視した文化です。言葉に表されていないものは「ない」に等しいとして対応するのです。その背景には、多民族多文化が集まって出来上がった国だということもあります。はっきりと言葉に出して言わないと伝わらない文化なのです。

どちらがいい悪いということではなくて、こうした長年暮らしてきた文化の違い、考え方の違いがあるということは、とても重要なことだと思うのです。


日本では長らく、医師に対する信頼性に基づいた「お任せ医療」が行われてきましたが、これも「和をもって尊しとなす」の精神から生まれたものかもしれません。医療の専門家である医師の判断にすべてを任せてきました。

このお任せ医療は、医師サイドから見ると、「依らしむべし、知らしむべからず」の考えに基づいたものです。患者にとって最善の医療を提供しようとするパターナリズム（父権主義：医療の場では、医師が患者に対して父親的に権威をもって接すること）の診療スタイルであり、治療方法などについて細かく説明したり同意を得ようとしたりすることはありませんでした。

とはいえ、これからの医療を考えるとき、インフォームドコンセントは欠くことのできないものです。お任せ医療の対極にあるのは「自己決定医療」ということになりますが、すべて自分で決めるためには患者さん自身がいろいろ勉強しなければならないこともありますし、また、精神的に辛いものもあるでしょう。
お任せ医療にもよい面はありますから、結局、お任せ医療と自己決定医療のほどよい調和が大切になってくるのではないでしょうか。

『華岡青洲の妻』に思うこと

創薬育薬ボランティアというと、昭和四十年代に、有吉佐和子が著してベストセラーになった小説『華岡青洲の妻』を思い出します。

華岡青洲は江戸時代後期に紀州（いまの和歌山県）で活躍した漢方医で、京に出て蘭学を学び、世界で初めて全身麻酔による乳がん手術を行ったことで世界的に知られている人です。世界で初めてのエーテルによる全身麻酔が、米国ボストンで行われる四〇年も前のことです。

華岡青洲はマンダラゲ（朝鮮アサガオ）を主材料にして麻酔薬を作りましたが、その研究の被験者となったのが華岡青洲の妻の加恵と母の於継でした。現在私どもがいうところの「創薬ボランティア」です。

小説では、二人が競うようにして被験者となった嫁姑の闘いが描かれています。たとえば、同じように麻酔をして、於継はすぐに麻酔から覚めるものの、加恵は覚めるまでに時間がかかってしまったため、於継は「自分のほうがうまくいった、加恵に勝った」と思うのですが、実は母親に使った薬の量は減らしてあったのでした。これは母親だから量を減らしたというよりも、臨床医としての経験から年齢の高い人には薬の量を減らしたのだと思いますが、加恵と於継にとってはそれが勝ち負けの材料になってしまうのです。

この小説のおもしろさは、世界で初めて全身麻酔による手術を成功させるという偉業を成し遂げた華岡青洲が主人公ではなく、彼をめぐる二人の女性、嫁と姑を主人公にしたことにあると思います。歴史（history）にはその言葉の中に男の所有格を表すhisが入っていますが、男の側から見たものが歴史（history）であるのに対し、女性の側から見るherstoryもあるということをいった人がいました。つまり、この物語は被験者となった二人の女性の側から見たハートリーになっているのです。

麻酔に際して華岡青洲から二人になされたと推測される説明は、現在のインフォームドコンセントの基準から見るととても十分なものではなかったと思われますが、二人は苦しんでいる患者さんを痛みのない手術で救ってあげたいという華岡青洲の情熱に共感し、信頼して自分の意思で進んで被験者、いまでいう「創薬ボランティア」になったのだと思われます。そういう意味でのコンセント（同意）ではあったのだと思います。

夫である華岡青洲の思いに共感し、自ら麻酔薬の創薬ボランティアとなった加恵でしたが、やがて副作用によって視力が奪われてしまいます。その後、子供どもにも恵まれて幸せな生活を送ったのですが、失明という事実は残りました。一方、華岡青洲のもとには全国から多くの患者さんが訪れて外科手術を受けたことが記録に残っています。

「医は仁なり」という言葉があります。日本の医療の根底にはこの精神が流れていて、多くの人が「医は仁でなければならない」と考えていると思います。

一方で、「医は仁ならざるの術、つとめて仁をなさんと欲す」という言葉があります。これは、華岡青洲の弟子の一人である大江雲沢という大分県中津市で江戸時代に奥平藩のご典医を務めていた医師が遺した言葉です。

華岡青洲の時代と比較して、現在の新薬開発のプロセスははるかに進歩しています。慎重に段階を踏んで科学的に安全性を確認しながら実施しますが、「華岡青洲の妻」に見るように、臨床試験には「仁」を超えている部分があるのです。

医学と医療の進歩の陰には、常に献身的な人たちの行いがあります。だからこそ、「医は仁ならざるの術、つとめて仁をなさんと欲す」という気持ちを持って、取り組む姿勢が欠かせないのだと思うのです。

この言葉は古いものですが、時代を超えて私たちに語りかけている言葉のような気がします。現在、臨床試験に携わる人たちにとって、この言葉を十分にかみしめる価値があるのではないかと思います。

わが国の文化風土に馴染む臨床試験システムの提唱
～「思いやりプラン」が目指すもの～

現在のわが国における臨床試験システムが必ずしもうまくいっていないのは、日本の文化風土・日本人の心情に合ったものではないからではないか、という思いが、長い間私のこころの中にありました。それではどのような臨床試験システムを新たに構築できるでしょうか。約二〇年前に考えて発表したことがあります。いまから考えると、夢のような話ですが、考え方としてここに紹介してみたいと思います。発表した当時は、かなり多くの方々から賛同の言葉をいただいた提案です。

まず、新しい臨床試験システムの条件として、次の三点を挙げることができると思いました。

①被験者として臨床試験に参加する患者さんに、日本の多くの人に受け入れられる恩恵（ベネフィット）を、感謝のしるしとして提供すること。

②臨床試験に参加することは、自分のためだけではなくて、同じ病に苦しんでいるほかの人、あるいは将来同じ病で苦しむ人のためになるもの（つまり、他者への「思いやり」）だということが、はっきりわかるようなものであること。

③自分の自由意思で参加できること、そして自由意思で参加する人が増えるような方向性を持っていること。

このような条件を満たす臨床試験システムの試案として、新ＧＣＰが施行される前のことですが、一九九五年に、「思いやりプラン」として発表しました。

「思いやりプラン」の骨子は次の三点に要約されます。

①被験者として治験に参加すると、社会からの感謝のしるしとして、規定のポイントが取得できること。

②将来、本人に健康上の何らかの問題が生じ、社会的な支援が必要になったとき、取得ポイントに相当する恩恵（たとえば、無料介護や年金など）を受けられること。

③自分が取得したポイントを、自分の親やほかの高齢者の方にプレゼントすることもでき

ること。

「思いやりプラン」の特徴は、被験者の方々の創薬育薬ボランティアとして参加しようという善意に対する社会からの感謝のしるしをポイントに換えて差し上げて、将来、自分が必要になったときに、取得したポイントに相当する何らかの恩恵を受けられるようにするというものです。即時的な謝金などという形ではなく、創薬育薬ボランティアとして参加してくださった方の善意に対して、社会からボランティアの形でお返ししようという提案です。

「思いやり」という言葉を使用したのは、治験に参加するということは、主として同じように病に苦しむ次世代の人への贈り物をするということをはっきりさせるためです。「自分ができることを、できる人が、できるときにしてあげる」ことが大事なのです。臨床試験に被験者として参加するということは、少し大げさな表現をすれば、人類としての連帯感に基づく行為です。同じ宇宙船地球号に乗った者同士、お互いが「思いやり」を持つことが必要だという考えに基づいています。

「思いやりプラン」を構築することにより、次のような効果が生じることが期待されます。重要なことは、医療者と一般市民が一緒になって、安心と満足のできる医療のための枠組みを作っていくということです。

(1)患者さんへの臨床試験の説明がしやすくなる

臨床試験に参加することにより、患者さん自身も感謝のしるしとして何らかの恩恵を得ることができると同時に、ほかの人のためにもなるということが明確になり、医師やCRCから患者さんへの臨床試験の説明がしやすくなります。

(2)患者さんにとって臨床試験に参加することの意義がわかりやすくなる

臨床試験に参加するということは、ほかの人々や次の世代の人への贈り物であり、「思いやり」が基盤になっているということ、同時に、現在自分たちが恩恵を受けている薬も過去の人たちの同様な「思いやり」によって生まれたことなどが、患者さんにわかりやすく伝わるようになります。

(3)患者さんにとって臨床試験の内容がわかりやすくなる

臨床試験の意義を理解することにより、臨床試験の全体像がわかりやすくなり、広い視野で考えることが可能になります。その結果、すぐには患者さん自身の治療には役立たないかもしれないことなども理解しやすくなると思います。

(4)日本の文化風土になじむインフォームドコンセントが生まれる可能性がある

契約社会である欧米から直訳的・直輸入的に導入されたインフォームドコンセントが、このシステムを創ることにより、日本の風土になじむ形のものに成長・成熟する可能性があります。

(5)国民に対する臨床試験の啓発活動として役立つ

患者さんだけでなく、臨床試験のことをあまり知らない一般の人にも臨床試験の意義がわかりやすくなり、社会に対する啓発行動としての役割を果たすことができます。また、高齢者の福祉に役立つだけでなく、国民のボランティア精神の発展に役立つことも期待されます。

(6)患者さんの臨床試験への参加が促進される

これらの総合的な結果として、臨床試験への理解が進み、インフォームドコンセントが実施しやすくなり、患者さんの臨床試験への参加が得られやすくなる、といったことが考えられます。

今後の臨床試験のあるべき方向性を、私は「Clinical trials, with the people, for the people」(国民による、国民のための臨床試験)という標語で表現したことがあります。医療は、医師をはじめとする医療者だけでよくしていくことは不可能です。一般市民の方々と一緒になって協働することによって、初めてよくしていけるものだと思います。通常の医療であれ、臨床試験であれ、主役は患者さん自身です。わが国の国民にとって、安心と満足が得られ、自分の意思が尊重される医療が求められます。

なお、「思いやりプラン」の創設にあたっては、運用資金が必要になります。国の福祉政策として全国規模で実施するのが理想的です。

また、医療関係の各種のボランティアを一つにまとめて「ボランティアチケット」のようなものに広げて、その人ができるときにできるボランティア活動を行い、自分が必要となったときに必要なボランティア活動でお返しをしてもらえるといったシステム作りはできないものかと、夢見ています。

実際に実施する際には、年金問題のように、自分の取得したポイントがどこに行ったか分からなくなるようなことが起きないような運営が保証される必要があります。すぐには実現ができないとしても、このような夢を抱いてみることも無益なことではないのではないでしょうか。

エピローグ

EPILOGUE

「これからのクスリとのつき合い方と薬の育て方」について書いてきましたが、そのプロセスの中で、書き残したこと、あるいは感じたことを、いくつか拾って書き留めておきたいと思います。

病気や症状には意味がある

自分の病気や症状には、何か意味があると考えてみたいのです。自分の病気に関連した要因を考えてみると、しばしば自分の生活習慣の改善点が見つかることがあります。自分のライフスタイルのよくないところを教えてくれることがあるのです。さまざまな症状は、心身の発するアラームサインです。生活習慣の中には、食生活や運動だけでなく、こころの持ち方も含まれます。こころの持ち方一つで、ストレスから解放されることだってあります。

病気の症状には、大きく分けると二種類あります。一つは、病気を治そうとして体が反応しているために出る症状です。もう一つは、病気によって体の正常な機能が果たせなくなって出る症状です。大半の症状は、実は前者なのです。

病気に限らず、人生で出会う多くの出来事は自分にとって意味がある、と考えたいと思っています。確かに、どう考えても不条理と思われるような避けられないことが身に起こることがあります。しかし、そのような不条理なことさえも、昔の人は「魂をレベルアップするための試練」として捉えたという文化がわが国にはあります。つまり、「この世は、自分の魂をステップアップさせるための修行の場である」という考え方です。「この世で自分の魂をステップアップさせて再びあの世に帰っていく」という素晴らしい考え方であり、昔の人の編み出した「生きるための知恵」です。

人生で巡り合う出来事にも意味がある

私は、医学部を卒業した後、一年間のインターンによる臨床研修を経て、一般内科で初期臨床研修を受けました。その後、学生時代から興味を抱いていた「こころと体の関係」を学ぶために揺籃期（ようらんき）の「心身医学」の道に進みました。心身症・ストレス病の臨床と研究に没頭している中で、抗不安薬や抗うつ薬といった向精神薬が次々と開発され、患者さんに使用する機会が増えてきました。ちょうどその頃、薬が本当に効くかどうか、安全かどうかを科学的に評価する「臨床薬効評価法」が発展してきました。そのための臨床試験を実施する際に、比較対照群として「プラセボ」（薬理学的活性を有さない化学物質）を使った人たちの病状が改善することに魅（み）せられるように引き込まれていきました。そこで薬理学講座に移って、向精神薬や他の治療薬の臨床評価を行う研究活動や教育活動をするようになりました。これらの活動は、新しく誕生した「臨床薬理学」と名付けられる学問領域として発展しています。

私が生まれたのは一九四〇年で、「ペニシリン再発見」の年です。フレミングが一九二九年に、ブドウ球菌の培養実験中にアオカビからペニシリンを発見しました。彼はアオカビが産生する物質をペニシリンと名付けたのです。その一〇年後に、フローリーとチェインがペニシリンの単離に成功し、臨床で抗菌薬としての効果を確認したのですが、これが「ペニシリンの再発見」といわれている出来事です。しかしペニシリンの再発見がもう少し早かったら、私の人生はいまとはまったく違ったものになっていたかもしれません。

私は関東のある有名な大学病院で生まれましたが、母の中野和子は私を出産した四〇日後、産褥熱（さんじょくねつ）のため、一度も退院できないまま二八歳四ヵ月という若さで亡くなりました。産褥熱というのは出産時の傷から細菌感染を起こす病気です。現在の日本では産褥熱で死亡することなど考えられません。感染予防とペニシリンなどの抗菌薬（抗生物質）さえあれば乗り越えられる病気でした。

父の中野功一は東京大学の工学部機械科を出て、当時技術の最先端をいく飛行機を作っていました。私には五歳上の兄と二歳上の姉がいましたが、出生後すぐに母を亡くした私は、第二次世界大戦に向かっての激動の時代でもあり、兄姉とも離れて、岡山にある母の実家で祖父母に育てられることになりました。

祖父の広瀬耕一は、岡山大学医学部の前身にあたる岡山医学専門学校で第一内科の教授を一時期務めていましたが、私が子供の頃はすでに退官し、岡山市内で内科医院を開業していました。明治生まれの厳格な人柄で、理性と意志のかたまりのような人でした。「習慣は第二の天性なり」という祖父の口癖のように言っていた言葉は、いまも私のこころの中に深く刻まれています。祖父の弟は幼いうちに、妹は学生時代に、ともに感染症で亡くなったと聞いています。感染症は、昔はそれほど怖い病気だったのです。そういう経験が、祖父を医学の道に進ませたのだと思います。

祖父は若い頃、医学の研究で米国東部のジョンズ・ホプキンス大学に留学していたことがあります。私が米国西部のスタンフォード大学に留学していたときに、学会出席のついでにジョンズ・ホプキンス大学を訪ねて調べたところ、記録が保存されており、留学中に論文をいくつか発表していたこともわかりました。私が留学したのは一九七五年から二年間のことですが、祖父が留学していたのは一九一五年からの二年間でした。祖父と私はちょうど六〇歳違い（同じ辰年（たつどし））ですから、六〇年というときを隔てて、同じ年齢のときに、同じ期間、米国に留学していたことに気づき、不思議なめぐり合わせのようなものを感じたことを覚えています。

私を育ててくれた祖母の広瀬八千代は、文学好きで、とても豊かな感性の持ち主でした。季節の移り変わりなどを詩や短歌、俳句などによくしていました。祖母は心臓が弱く、何度も倒れていましたが、リウマチ性の心臓弁膜症から不整脈の発作が起きていたのだろうと思います。祖母の症状は心身相関がとても強かったのですが、感受性が豊かだったので、病気に対する不安も強かったのでしょう。子供の頃、ベッドサイドの私と話をしていると祖母の症状が落ち着いてくるという光景を何度も経験してきました。

私は「理性」と「感性」とそのバランスが重要だという話を、後輩に向かってよくするのですが、理性の原型は祖父から、感性の原型は育ての母である祖母から受け継いでいるような気がします。また、父からは大人の男の生き方としての言動の原型を学びました。そして、一度も語り合うこともなかった亡き母からは、人生で最大の贈り物をもらったように感じています。それは、天職としての「医学の道」を歩むという選択が迷うことなくできたことです。小学六年生のクラスの文集には、将来なりたい職業は医師だと書いていいます。

もし、私が生まれたときにすでにペニシリンがあったなら、母が亡くならなかったなら、私は両親のもとで育ち、父親と同じように工学部を出てエンジニアになり、自動車などを作っていたかもしれません。戦後になってから、やっと日本でもペニシリンが使えるようになりました。

医療におけるサイエンスとアート

臨床薬理学は私にとって、「サイエンス」に軸足を置いたものであり、心身医学はいわば「アート」（サイエンスだけでなくアートのウエートが高いという意味で）といえるものです。この二つの関係を説明しようとするとき、私はよく円柱を例に出します。円柱は上から見ると円形ですが、横からは四角に見えます。同じものですが、視点が異なると形が違って見えます。私にとって、円いものが心身医学、四角いものが臨床薬理学なのですが、医療を見る二つの視点を持つことができたことは、幸運だったとこころから感じています。

生体の有する「自然治癒力」（自己治癒力）

高度な外科手術といえども、生体の有する「自然治癒力」を根底に置いて初めて成り立つ治療法です。生体にメスを入れるのは外科医であり、縫合するのも外科医ですが、傷口がくっついて治るのは生体の有する自己治癒力のおかげです。

ギリシャ時代の医聖といわれるヒポクラテスの功績として、それまでの迷信的な医療のあり方を、観察と記述を重視した医学に変えようとしたことと、医師に厳しい修練の必要性を唱えたことが有名ですが、同時に彼は自然治癒力を正しく認識していた人物でもありました。コス派といわれるヒポクラテスの一派は、自然治癒力を重視した治療（それを妨げるようなことはしない）を進めてきたと伝えられています。私どもは、現代医学の目覚ましい進歩に目が眩んで、本来生体に備わっている自然治癒力を軽視しがちになっていま す。いま一度医療の原点に立ち戻って、自然治癒力を重視した医療のあり方を考える必要があるように思います。その意味でも、ヒポクラテスは現代でも私どもの「師」であり続けているということができるのです。

自然治癒力と薬物使用時の改善率を高めるためのヒント

薬物治療の効果は、プラセボを使用した際に見られる非薬物治療時の自然治癒力による改善に上乗せして現れます。このことは、薬物治療をはじめとする治療学の根幹に関わる重要なことです。ここでは、自然治癒力と薬物使用時の改善率を高めるのに役立つと思われる薬物以外の要因について、ヒントをいくつかあげてみることにします。つまり、いわゆる「養生法（ようじょうほう）」なのですが、養生法の基本は、ライフスタイル（生活習慣）の調整であり、具体的には「食事」「運動」「こころの持ち方」が三本柱になります。

「食事」については、人工的に加工して添加物の加えられた食物をできるだけ避けるようにして、自然の形に近い食物を主体にすることと、食物（つまり栄養）のバランスが重要です。また、「腹八分に医者いらず」「腹六分に病しらず」という言葉が残っているように、食べすぎを避けるのが健康に役立つことは、昔の人が経験的に学んできた生活の知恵です。

「運動」については、人間の特徴である二本足で立って歩くことが基本になります。身体的にとくに問題がないのであれば、毎日一万歩を目指したいものです。歩くことだけでなく、身体を動かすこと、手先を動かすことはとても重要です。最近の文明の利器は、人を楽にするために、運動不足を助長するものが多いので、億劫がらずに小まめに動くようにすることがお勧めです。

「こころの持ち方」については、生きていくうえで避けられない諸々のストレスへの対処法を身に着けることが重要です。つまり、ストレスマネジメントを行うということです。そのためには、自然と親しむ時間を意識して持つようにすること、生きがいを持つこと、感謝の気持ちを持って生きること、笑いのある生活などがキーワードとなります。社会の中での自分の役割を見つけること、自分の使命感を持つことなどは、すぐに劇的な効果をもたらすものではなくても、健康の維持にとってとても重要なことです。

このような生活習慣の改善が健康にポジティブな影響をもたらすことが、医学研究で明らかにされる時代が来ています。薬物治療においても、薬物以外の諸々の要因の「自然治癒力」に及ぼす影響に関する研究は、これからの治療学にとってとても重要なものになってきます。薬物治療は、あくまでも多くの治療法の一部なのです。

治療は「疾患」だけが対象になるのではなくて、疾患を持った人（病人）が対象になりますので、患者さんと医師・医療者の間の信頼関係はとても重要です。信頼関係のしっかりとできた治療関係の中で、治療の効果も高まるものなのです。

医師・医療者と患者、一緒によりよい医療をつくるための枠組み作りを

一九八〇年代、米国では国をあげて「Get The Answer」（質問に答えてもらおう）という運動が展開されました。これは、自分たちが処方された薬について、患者さんが医師や薬剤師などの専門家に積極的に質問をしようというキャンペーンで、次の五項目についての質問をするように勧められました。

①薬の名前：何という薬ですか？　そして何に効きますか？
②服用の仕方：いつ、どのように、どのくらいの期間服用しますか？
③服用中に注意すべき点：一緒に食べたり飲んだりしてはいけないもの、併用してはいけない薬、してはいけないことはありますか？
④副作用：副作用はありますか？　もし副作用が出たらどうすればよいですか？
⑤説明文書：この薬について説明した印刷物がありますか？

この運動はやがて、医師や薬剤師の側の「Give The Answer」（質問に答えよう）とい

う運動へと発展していきました。

このような米国の市民運動から、私どもが学ぶべきものがたくさんあるように思います。医師や医療者を問い詰めるという感じにならないように配慮したうえで、患者さんをはじめ、一般の方々からの質問が多くなれば、皆さんと医師・医療者の間のコミュニケーションが促進され、よい医師、よい医療者、そしてその結果として、よい医療を育てることにもつながります。

医療機関に行く際に患者サイドから医師に提供すべき情報については、できるだけポイントをまとめて受診することをお勧めします。忙しい医師には、伝えたいこと、聞きたいことをきちんと整理して、受診するようになさってください。そのほうが受診時に得るものが多くなるのは、疑う余地がないことですので。

医者を選ぶ際には、いい医師であることを見抜いて、選ぶようにしてください。人として信頼できる医師、安心できる医師を選んでください。あなたの人生における価値観をきちんと聴いてくれて、理解してくれる医師を選ぶようになさってください。そのほうが病気の経過もよいものです。患者さんと医師の間にも、人間同士ですから、相性というものがあって当然です。医療には「こうでなければならない」ということは少ないものです。

断定的に主張する傾向の強い医師は、医師自身の価値観を患者さんに押し付けることになりがちですので、注意が必要です。

医師は自分の専門とする領域の病気（疾患）のプロですが、あなたの心身のプロではありません。ましてや、あなたの人生のことがわかるプロではありません。あなたは自分自身の心身についてのプロになることを目指してほしいと思います。誰の人生でもない、あなた自身の人生なのですから。

最後になりましたが、皆さんに賢い患者さんになっていただきたいと思っています。そして、できるだけ健康を維持しながら、悔いのない、充実した人生を歩んで、天寿を全うしていただきたいと思います。

二〇一四年 満開の桜の候
自然に恵まれた豊の国 大分にて

中野 重行

謝辞

この本は、私の人生で巡り会った数えきれないほど多くの方々にお世話になって、出来上がったものです。私が主治医になった患者さんからも、たくさんのことを学びました。脳裏には多くの方々のお顔が浮かんできます。しかし、お一人、お一人のお名前を書き出すことは、紙面の関係もありお許しいただくことにして、とくにお世話になった方々にとどめさせていただきたいと思います。

第1部は、私が大分大学医学部（当時は大分医科大学）附属病院で臨床薬理センター長をしていた時代に、外来の患者さんに待っていただいている時間を有意義に過ごしていただきたいと考えて、毎月一回のペースで「薬とのつき合い方Q&A」を作成したものがベースになっており、これに補足修正を加えたものです。「薬とのつき合い方 Q&A」を作成していた一九九〇年代当時、その作成の中心的役割を果たしていただいた堤喜美子さん（現在、大分大学医学部創薬育薬医療コミュニケーション講座 学内講師）をはじめ、臨床薬理学講座および臨床薬理センターに勤務していた多くのスタッフの方々にお礼申し上げます。また、当時、株式会社ダイコーで医薬情報部DI担当の主任をされていた大村浩子さんには、ひとかたならぬお世話になり、感謝申し上げます。
また、第3部第1章の内容について、独立行政法人 地域医療機能推進機構 九州病院（旧・九州厚生年金病院）の末松文博薬剤部長には、貴重なご意見をいただきました。第2部と第3部をまとめるにあたっては、芳賀晶子さんに一部お手伝いいただきました。本として出版するにあたっては、メディカル・パブリケーションズの吉田明信さん、松本みずほさんにお世話になりました。ここに深謝いたします。

最後に、全くプライベートなことになりますが、もう一つ感謝の気持ちを書かせていただきたいと思います。同じ医学の道を同級生として歩んできた人生のパートナーである中野可古と私は、二人合わせて五〇歳で私どもの人生をスタートしました。その後、三人の子供たち、縁あって結ばれた三人の配偶者たち、七人の孫たちに恵まれ、間もなく全員の年齢を合計すると、スタート時点の一〇倍の歳を迎えることになろうとしています。「目指せ五〇〇歳！」を合言葉にしているこの「中野ファミリー」の存在がなければ、いまの自分はないと思っています。「中野ファミリー」への感謝の念を最後に表明して、本文を閉じることにします。

著者経歴・プロフィール（2014年5月現在）

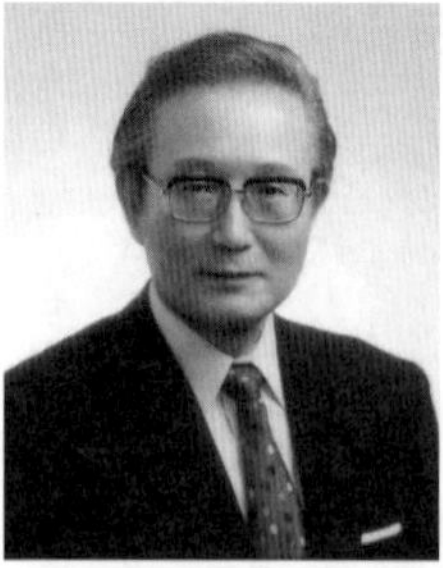

中野　重行

Shigeyuki Nakano

専門領域

臨床薬理学、心身医学、臨床薬効評価学、医療コミュニケーション

現職

大分大学　名誉教授
大分大学医学部創薬育薬医療コミュニケーション講座　教授

学歴・職歴

1965年　岡山大学医学部卒業
1966年　九州大学医学部大学院博士課程（心身医学）〈～1970年〉
1974年　岡山大学医学部　講師（脳研）
1975年　愛媛大学医学部　助教授（薬理学）・米国スタンフォード大学に留学（2年間）
1989年　大分医科大学医学部　教授（臨床薬理学）・臨床薬理センター長（併任）
2003年　大分大学医学部附属病院　病院長
2006年　大分大学　名誉教授
　　　　大分大学医学部創薬育薬医学　教授・国際医療福祉大学大学院　教授（併任）
2011年　大分大学医学部創薬育薬医療コミュニケーション講座　教授

所属学会・公職等

日本臨床薬理学会［名誉会員、元理事長］
日本臨床精神神経薬理学会［名誉会員、元会長］
日本心身医学会［功労会員］
一般財団法人 臨床試験支援財団［理事長］
響き合いネットワーク連絡協議会［理事長］
NPO法人豊の国より良き医療と健康づくり支援センター（略称：豊サポート）［理事長］
日本学術会議 連携会員〈2004〜2010年〉

〈厚生労働省関係〉
適正な治験の実施方法に関する研究班 班長〈1995〜1997年〉
新GCP普及・定着総合研究班 班長〈1997〜1998年〉
治験を円滑に推進するための検討会 副委員長〈1998〜1999年〉
治験支援スタッフ養成のためのWG委員長〈1998〜1999年〉
臨床試験の基盤整備に関する研究班 班長〈1998〜1999年〉
医療機関の治験実施体制に関する調査班 班長〈2006年〉

〈文部科学省関係〉
医学視学委員〈1998〜2003年〉
TR（トランスレーショナル・リサーチ）促進委員会 委員〈2002〜2003年〉

〈内閣府（総合科学技術会議）〉
創薬活動活性化に向けた臨床研究のあり方懇談会 委員〈2001年〉
BT（バイオテクノロジー）研究開発プロジェクトチーム 委員〈2002年〉

主な著書等

CRCテキストブック（第3版）〈医学書院 2013〉／中野重行ら（編集）
臨床薬理学（第3版）〈医学書院 2011〉／中野重行ら（編集）
CRCのための臨床試験スキルアップノート〈医学書院 2010〉／中野重行ら（編集）
臨床試験テキストブック〈メディカル・パブリケーションズ 2009〉／中野重行ら（編集）
医薬品の臨床試験とCRC（改訂版）〈薬事日報社 2006〉／中野重行ら（編集）
くすりとの上手なつきあい方（現代のエスプリ399）〈至文堂 2000〉／中野重行（編集）
臨床薬理学のポイント〈ライフサイエンス出版 1998〉／中野重行（編集）
医薬品開発と臨床試験―治験のあり方を考える〈ライフサイエンス出版 1995〉／中野重行（編集）
臨床薬理（新版看護のための臨床医学大系21）〈情報開発研究所 1988〉／中野重行（編集）
臨床薬物治療学大系（全21巻）〈情報開発研究所 1987〉／中野重行ら（編集）
臨床薬理、臨床老年医学大系（第19巻）〈情報開発研究所 1984〉／中野重行（編集）

これからのクスリとのつき合い方と薬の育て方

2014年5月29日 初版1刷発行

定　　価　本体1,500円（税別）

著　　者　中野 重行

発 行 人　吉田 明信

編　　集　松本 みずほ

デザイン　阿部 真奈美

発 行 所　株式会社メディカル・パブリケーションズ
〒101-0052 東京都千代田区神田小川町3-28-2
TEL 03-3293-7266（代）　FAX 03-3293-7263
URL http://www.medipus.co.jp/

印刷・製本　アイユー印刷株式会社

落丁・乱丁はお取り替えいたします。　ISBN978-4-902007-63-3